全国中医药行业高等教育"十四五"创新教材
全国医药院校经典中医教材

经方医案学

主　编　周春宇　杨鹄祥　徐　书

全国百佳图书出版单位
中国中医药出版社
·北京·

图书在版编目（CIP）数据

经方医案学 / 周春宇，杨鹄祥，徐书主编. -- 北京：中国中医药出版社，2025.8. --（全国中医药行业高等教育"十四五"创新教材）.

ISBN 978-7-5132-9666-3

Ⅰ. R289.2；R249.1

中国国家版本馆 CIP 数据核字第 202562QA73 号

中国中医药出版社出版

北京经济技术开发区科创十三街 31 号院二区 8 号楼

邮政编码　100176

传真　010-64405721

河北品睿印刷有限公司印刷

各地新华书店经销

开本 787×1092　1/16　印张 9.5　字数 134 千字

2025 年 8 月第 1 版　2025 年 8 月第 1 次印刷

书号　ISBN 978-7-5132-9666-3

定价　42.00 元

网址　www.cptcm.com

服 务 热 线　010-64405510

购 书 热 线　010-89535836

维 权 打 假　010-64405753

微信服务号　zgzyycbs

微商城网址　https://kdt.im/LIdUGr

官 方 微 博　http://e.weibo.com/cptcm

天猫旗舰店网址　https://zgzyycbs.tmall.com

如有印装质量问题请与本社出版部联系（010-64405510）

全国中医药行业高等教育"十四五"创新教材
全国医药院校经典中医教材

《经方医案学》编委会

主　　编　周春宇（北京中医药大学）

　　　　　杨鹄祥（辽宁中医药大学）

　　　　　徐　书（北京中医药大学深圳医院）

副 主 编　黄　琨（北京中医药大学）

　　　　　李　晶（河北医科大学）

　　　　　闵冬雨（辽宁中医药大学附属医院）

　　　　　周海纯（黑龙江中医药大学附属第四医院）

　　　　　胡　楠（辽宁中医药大学附属医院）

　　　　　刘兰英（北京中医药大学第三附属医院）

　　　　　张玉苹（北京中医药大学）

　　　　　徐　樱（中国中医科学院医学实验中心）

　　　　　王柏森（辽宁中医药大学附属医院）

　　　　　张霄峰（辽宁省本溪市中医院）

编　　委　孙明祎（辽宁中医药大学附属医院）

　　　　　冯　露（北京中医药大学东直门医院）

　　　　　支星月（北京中医药大学第三附属医院）

　　　　　张　立（辽宁中医药大学附属医院）

　　　　　张　奇（黑龙江中医药大学附属第一医院）

　　　　　刘　妍（北京中医药大学东直门医院通州院区）

　　　　　温　涛（辽宁省本溪市中医院）

　　　　　邓　翠（辽宁省本溪市中医院）

　　　　　刘艳伟（辽宁省兴城市中医医院）

　　　　　姜　威（黑龙江省哈尔滨市蒝松堂中医门诊）

　　　　　毛　旺（内蒙古自治区宁城县毛旺中医诊所）

　　　　　魏清立（山东省阳谷县石佛镇医院）

　　　　　傅一萍（江苏省无锡市徐书中医研究院）

序 言

中医药学是中华文明五千年的智慧积淀，是中华民族对人类健康事业的卓越贡献。经方作为中医经典的核心载体，自《黄帝内经》奠基、《伤寒杂病论》体系初成，历经两千余年临床锤炼，至今仍以其卓越的疗效和独特的理论魅力，在当代医疗实践中绽放异彩。

当今时代，医学发展突飞猛进，疾病谱系日新月异。西医学模式从单纯生物医学向生物－心理－社会医学转变，慢性病、复杂性疾病成为主要的健康威胁。在此背景下，如何让古老的经方智慧焕发新的生命力，如何实现经典理论与现代临床的无缝对接，成为当代中医人必须面对的时代命题。《经方医案学》正是徐书教授对这一命题的创造性回应，是传统智慧与现代思维碰撞的结晶。

本书凝聚了徐书教授数十载临证心得与教学精华，以仲景六经辨证为理论核心，融会专方专药之精髓，通过十二讲精要论述，结合典型案例，对经典条文进行深度阐发与理论创新，构建了一套完整的经方临床思维体系。书中不仅系统阐述经方运用的道法义理，更通过翔实的临床案例，生动展现"病－证－方－药"环环相扣的辨证思维，旨在引导读者突破教条，真正掌握经方活用的精髓。

本书的核心特色主要体现在以下方面：

以六经统百病——打破专科壁垒，用六经框架解析内、外、妇、儿各科疑难杂症，揭示疾病背后的共通病机。

从经典到临床——通过经方核心方证解析、病机演变与方证转换方证对应，探索现代疾病经方诊疗方案，将《伤寒论》《金匮要略》等经典条文转化为可操作的实战方案，实现理论到实践的完美对接。

由古老到创新——在传承经方本义的基础上，提出以脉诊为中心察病情、经方为"龙头"定病机、时方为"龙尾"调兼证、专药为"龙睛"破痼结的诊疗思路,拓展古方现代应用。

本书是一部"从临床中来,到临床中去"的实战指南。无论您是初涉经方的学子,还是寻求突破的医师,皆可从中领悟"守正创新"的真谛——以经典为根,以疗效为证,让千年经方在现代焕发新生。愿此书成为您临证路上的明灯,助您拨开迷雾,见病知源,成就"一剂知,二剂已,三剂愈"的经方境界。

徐 书

2025 年 4 月

编写说明

　　《经方医案学》是中医教育体系中一门重要的课程，在培养中医药专业人才中起到重要作用。作为"十四五"创新中医药教材，首先要符合国家级中医药教育规划，其次要适应当代特别是新媒体快速发展下的新一代中医药人的需要，使教材更好地为中医药人才培养服务。

　　本教材基本指导思想：①贯彻落实《关于做好党的二十大精神进教材工作的通知》《高等学校课程思政建设指导纲要》，以《国家职业教育改革实施方案》《"十四五"中医药发展规划》等文件为纲领，体现以"学生为中心"的职业教育产教融合理念，注重培养学生的综合素质，将知识传授、能力培养和价值塑造三者融为一体。②教材内容主要从中医经方的实战医案中选取国内实战经方家徐书教授的临床经方医案，旨在通过系统学习徐书教授临床经方医案，使学生能够深刻理解经方的临床运用规律，掌握经方辨治疾病的思维与方法，从而在实际诊疗中能够灵活运用经方，提高临床疗效。本教材的编写，响应了国家关于加强中医药人才培养及传承精华、守正创新的号召，旨在培养一批既懂理论又善实践的中医人才，推动中医药事业的蓬勃发展。③注重中医的创新，使教材更好适应疾病谱变化。④优化教材立体化建设，注重教材的启发性与互动性，加强纸质教材与数字资源的深度融合，提供形式更为多样、内容更为丰富的教学资源。⑤创新教材坚持"三基""五性"基本原则，力求全书结构体例规范，内容科学严谨。

　　本教材选用目前临床常见的周围血管疾病、失眠、糖尿病六经辨证经验，新型冠状病毒感染后遗症的脉证并治及经方治疗肾功能不全等的经验总结，增加对经方及对疑难重症的把握，以适应目前培养中医人才治疗疑难病的需求。下一步，我们准备继续优化教材立体化建设，进一步丰富教材数字资源，配套微课、幻灯片（PPT）、图片、教学大纲等数字资源，实现以纸质教材为核心，兼顾数字教学资源的融媒体教材建设。

本教材分为十二讲，每讲开头为病案，病案叙述之后并未立即给出处方，鼓励学习者先模拟诊疗，并展示经方在复杂病情中的灵活应用与卓越疗效，引出经典条文，剥茧抽丝，一步一步梳理出六经辨证技巧，揭示经方运用的奥妙，培养学生的经方临证辨治思维能力。内容编排上力求深入浅出，既保留了经方医学的精髓与深度，又兼顾了学习者的接受能力与实际需求。

本教材编写的目的在于为学生提供一部内容丰富、结构清晰、理论与实践紧密结合的经方医案学习指南，通过案例分析，帮助学生建立经方应用的系统思维，提升解决实际临床问题的能力。有道无术，术尚可求，有术无道，止于术。编写本教材，不只是为了教授简单的方证应用，更重要在于传授"法"，在"道"的层面，让学习者从更高层面来了解经方和使用经方。

本教材适用于各类经方培训、教学活动，可作为中医药高等教育、继续教育的重要教材，也可作为广大经方爱好者的宝贵资源库。无论是初入杏林的学子，还是经验丰富的中医医师，都能从中汲取丰富的知识与灵感。

《经方医案学》编委会

2025 年 3 月

目 录

第一讲

临证察机，开阖之中当先开门之法

导语：临证察机，首辨开阖。邪客太阳，玄府闭而正气郁，当以"开门"为急务。医圣立麻黄汤开太阳之闭，药王以续命汤辛散温通，均先启门户令邪有出路。门扉紧掩，急当开之；门户已开，则需转阖以固。开阖之道，贵在审时度势，启闭合度，使邪去而正安。

2023年12月20日早晨，一阵急促的电话铃声将我从睡梦中吵醒。我接到远在北京某三甲医院工作的朋友的电话，其声音非常急迫，一接通电话就说："徐老师，快救救我外婆吧，医院准备截肢了，我在北京已经找遍了中医，都说没有办法，您是我外婆唯一的希望！"我听完后，叮嘱他不要着急，慢慢说。朋友介绍病情如下：其外婆今年89岁，患下肢血栓闭塞性脉管炎已20年，近1个月来因感染而导致病情加重，右下肢高度水肿，疼痛剧烈，昼夜不得眠，右脚趾已溃烂发黑，同时伴有肌酐升高。住院20多天，其间已做过一次溶栓，但未成功，所以医院建议患者截肢，否则可能会累及另一侧。然而外婆及其家属极力反对手术，想保留肢体，故恳请我一定想想办法救救外婆。

患者的外孙也是北京知名中医，面对此种危急重症，亦无从下手，又求助于其他中医，皆建议截肢治疗。但他读过我的《杏林碎金录》一书，对我治疗皮肤外科病的经验颇为了解，故而向我求助。因外婆年事已高，无法前来江苏无锡面诊，请求给予远程会诊。

据其描述，目前患者症状如下：右下肢溶栓后肿胀发硬，末梢发凉，右下肢肿胀，疼痛剧烈，昼夜不得眠，止痛治疗只能维持2~3个小时，之后疼痛仍作，局部脚趾部可见紫暗坏死，中趾破溃流脓，口不干、不渴，恶心，食欲减退，大便秘结，3~5日一行，量少质硬，同时伴有乏力，小便黄。实验室检查：血肌酐136μmol/L。我通过手机视频查看患者舌头，见患者舌苔黄腻，舌下有瘀紫，脉不详。

　　放下电话，我沉思片刻，对这个疑难病思考如下：

　　（1）患者的目的是保肢。
　　（2）脚趾部紫暗坏死发凉，中趾破溃化脓。
　　（3）右下肢水肿，疼痛剧烈。
　　（4）患者肾功能已受损。

　　本案最关键的有三点：一是下肢高度水肿，二是剧烈疼痛，三是局部的溃烂坏死。疼痛由血管痉挛所致，可从寒热来辨，而中医解决水肿的方法仍是传统之法，"开鬼门，洁净府，去菀陈莝"。单侧肢体水肿，单纯利尿无效，宜选用"开鬼门"大法，即我们所熟知的汗法。汗法，仲景《伤寒论》太阳病篇给我们三个方法，即麻黄法、桂枝法、大青龙法。急性热病运用汗法往往十分有效。本案治疗单侧肢体的水肿，第一步也应打开太阳之门，给邪以出路。此时如何选方用药是关键。

　　对于单侧肢体肿胀疼痛，我采用孙思邈《备急千金要方》（以下简称《千金方》）之大法——麻桂法。关键的麻桂法，先看《伤寒论》太阳篇，从麻黄汤到桂枝汤，到麻黄桂枝各半汤……再到小续命汤。其实这是从实证到虚证，再到更虚证的辨治方法，特别是小续命汤属于六经同病，即麻黄汤、桂枝汤里加附子、石膏、黄芩，而大小续命汤更是一虚一实、一表一里、虚实夹杂的典范。所以平时要动态地看待伤寒，要动态地看待这个病。麻桂法就是麻黄、桂枝合用，它有以下功效。

　　第一，可以治疗诸风。《千金方》里记载：续命汤有九个方子，里面加有麻桂剂，可以祛风邪、通窍络、利关节，同时可以治疗中风、偏瘫、失语。所以，我们在治疗中风后遗症时，可选用小续命汤，也可在补阳还五汤基础上加麻桂剂，加麻桂主要是通窍络。

　　第二，麻桂合用，可治风毒脚气。古代的风毒脚气，相当于下肢湿疹、丹毒、静脉炎等疾病，一般治疗法则是用麻桂剂，配竹沥、人参、白术、石膏、乌头等，麻桂合用之意在于发散，通行经络气血。在治疗下肢静脉炎时，可在四妙勇安汤基础上加麻桂剂，目的是扩张血管、止痛消肿。

第三，它能宣通肺道。如古方补肺汤，治疗肺气不足、咳嗽上气，由射干麻黄汤加人参组成。《金匮要略》云："咳而上气，喉中水鸡声，射干麻黄汤主之。"咳嗽上气之意是水与气相触之声，在喉中连绵不绝。外有寒，内有痰饮，阻碍气道，属外寒内饮合病，此方由射干、麻黄、细辛、生姜、半夏、款冬花、紫菀、五味子、大枣组成。此病特点：内饮重于外寒，表现为咳、喘、喉中哮鸣、胸膈满闷、舌苔白腻等痰饮伏肺为主。射干麻黄汤组方特点：一是从小青龙汤变化而来，即小青龙汤去桂枝、芍药、甘草，加射干、款冬花、紫菀、大枣；二是因表证不重，故麻黄不配桂枝，芍药甘草汤对痰饮不利，因而不用。加射干以祛痰利咽，加款冬花、紫菀以温肺化饮。

第四，是治疗癫狂。麻黄配桂枝的特殊功效是通脑窍、醒神明，所以常用来治疗癫狂病，以麻桂配人参、石膏、防风、附子来治疗癫狂病。

另外，老年痴呆症，主要表现为不识人，也可用此方加味治疗。

下肢血栓闭塞性脉管炎，脉管的病变归属于中医"脱疽"的范畴，脱疽的经验方是四妙勇安汤，此方解除局部的一般炎症有效，但开鬼门力量较弱。此患者局部发黑溃烂，气血两伤，少阴先虚，当顾护其少阴。此种危急重症，若单独采用四妙勇安汤则无明显疗效，故当多法活用，方能得疗效。孟河医家恽铁樵曾言："六经者，就人体所著之症状，为之界说者也。伤寒之六经乃阴、阳、寒、热、虚、实、表、里。"从六经辨证来分析，我们要明确患者这个病的表里属性、寒热性质、虚实状态，判断其六经归于哪一经的病，还是多经合病。同时还需辨识其方证与药证是什么。那么，首先我们从患者的症候来分析。

第一点，单侧右下肢水肿，是表证还是里证？一般辨治水肿，分为阳水和阴水。阳水者以腰以上肿为主要特点，以表证、热证、实证为辨；而阴水者以腰以下肿为主要特点，以虚证、寒证为辨。但这个患者是单侧肢体的水肿，仲景并未给予我们治疗方法。我从《金匮要略·痰饮咳嗽病脉证并治》篇的"病溢饮者，当发其汗，大青龙汤主之，小青龙汤亦主之"中受到启发：溢饮者发于四肢，而治疗溢饮，仲景从太阳辨，所以单侧下肢水肿属于表证，要从太阳入手。

第二点，下肢剧烈疼痛，如何来辨六经？我们先看一下《伤寒论》太阳篇麻黄汤证："太阳病，头痛，发热，身疼，腰痛，骨节疼痛，恶风，无汗而喘者，麻黄汤主之。"麻黄汤证的疼痛，疼痛入骨，疼痛比较剧烈，这是由寒邪导致的。如果是湿热引起的疼痛，主要以酸痛为主，但患者舌苔黄腻，故下肢出现剧烈疼痛辨为寒证、表证、实证为主，夹杂着湿热。

第三点，对于这种外科疾患，当采用辨证与辨病相结合的理论。局部脚趾紫暗坏死可辨为瘀血之证，而中趾破溃流脓，舌苔黄腻可辨为湿热壅堵，此时局部辨证属于阳证、热证、实证，当治以养阴清热解毒。

第四点，患者局部溃烂，耗伤气血，当以黄芪托毒生肌。右下肢溶栓后肿胀发硬，末梢发凉，可辨为厥阴虚寒证。我在临床中辨六经，最简单的办法是抓主证。比如太阳病，我们在门诊诊疗中可以见到很多，如头痛、腰痛、皮肤瘙痒、失眠等；少阳病口苦、眩晕；阳明病的口干口渴；太阴病的腹痛；少阴病脉微细但欲寐；厥阴病的手足冷。

总的来说，此病属于急危重症，病机复杂，既有全身寒，又有局部的湿热之毒；既有太阳表证，又有少阴、厥阴之病，且混杂瘀血热毒，非一方一法能解决，故选用大合方法，即四妙勇安汤、当归补血汤、当归四逆汤合麻桂法加味，再结合专病专药的使用，可达到画龙点睛之效。

处方如下：

麻黄 5g　　　　桂枝 10g　　　赤芍 15g　　　生白芍 15g

黄芪 30g	丹参 30g	毛冬青 20g	川牛膝 30g
五加皮 15g	制附子 7g	当归 15g	细辛 5g
金银花 30g	玄参 15g	甘草 5g	

共 3 剂。水煎服，每日 2 次。

过了 3 日，我又接到该朋友电话，他十分激动地说："徐老师，非常感谢！我外婆下肢已经保住了，中药只服了 3 剂，右下肢疼痛已消失，水肿消失大半，医院也告知暂时不需要截肢了，近日准备出院，非常感谢您！"

朱良春老曾说："世上无不治之病，只是未知其术也。"对于疑难病来说，常常有以下几种情况：①多病共存；②病机复杂；③症状奇特，难辨难治；④病邪缠绵，邪衰正衰；⑤诊断容易，辨证准确但少效。我在临床中总结提炼出"一个中心，三个法门"，将其视为治疗疑难病的金钥匙。"一个中心"是以脉诊为中心，对于这个患者来说，因相隔千里，病情危急，所以只能从临床经验去判断；"三个法门"即"经方为帅""验方为辅""专病专药画龙点睛"。在辨伤寒六经时，当抓主证、抓脉证、抓病机。此患者，患血栓闭塞性脉管炎 20 年，因感染导致病情加重，不仅下肢出现水肿疼痛，且脚趾出现溃烂流脓，形成了疮疡肿毒。主证是下肢肿胀疼痛，这也是急证。此时既要有六经辨证的思维，又要有局部辨证的考量。从六经辨证来说属于太阳少阴厥阴合病，对于局部辨证来说又属于表证、热证、实证。在经方中我们从三阳病中可以提炼出三个法——汗法、和法、下法，而对于水肿疼痛来说，我们重点应用汗法。汗法有"大汗法"，即单煎麻黄法、大青龙法；"中汗法"，即小青龙法；"微汗法"，即桂枝法。由于人的体质各不相同，仲景又给了我们"麻黄桂枝各半法"，即桂枝二麻黄一汤、桂枝二越婢一汤、桂枝麻黄各半汤。但我认为，汗法还可以理解为"开门逐寇"法，我总结为开太阳法。对于很多疑难病来说，邪气由太阳到厥阴进入，但出路往往也是从厥阴到太阳。仲景有很多条文都论述了表里同病时应如何治疗，如第 350 条所言"伤寒脉滑而厥，里有热，白虎汤主之"，第 372 条所言"下利，腹胀满，身体疼痛者，先温其里，乃攻其表，温里宜四逆汤，攻表宜桂枝汤"。仲景认为当表里同病（即诸多合病）的时候，往往看表重还是里重，表重的先解表，里重的先治里。而我的理解是，对于六经合病，特别是邪气有机会出表之时，当先开太阳之门，这个开门并不是单纯的汗法，而是给邪以出路之法。

辨病而言，血栓闭塞性脉管炎属于中医的外科病"脱疽"的范畴，其早期属于厥阴虚寒证，常表现出诸多寒证，中期表现为寒凝气滞，并有血瘀，晚期往往属于厥阴热化，出现溃烂化脓等。中医辨证分为三个类型：一为厥阴虚寒证，表现为肢端怕冷，局部青紫，夜间疼痛加剧，有时溃烂，根据寒则凝、热则化的原则，采用当归四逆汤治疗；二为气滞血瘀证，常表现为皮肤青紫暗红或红斑，血栓形成，瘀血为患，可选用桃核承气汤，以达到流水不腐、户枢不蠹的效果；三为湿毒壅结证，局部可表现为皮肤发红、溃烂出脓，可选用经验时方四妙勇安汤。我们在临床中更多见到的是病机复杂多变、多病共存的疾病，所以当观其脉证，知犯何逆，随证治之。对于血栓闭塞性脉管炎的专药，我从大量临床经验中总结出毛冬青、五加皮这组药对。毛冬青可清热解毒、活血通络，同时此药还可以扩张血管，常用剂量为 15～30g。五加皮，一则祛风湿、强筋骨，善治腰腿疼痛；二则善于破风逐恶血，治湿痹；三则善于化肌肤之瘀血。《得配本草》云："其入厥阴经和少阴经，可祛风湿在骨节，逐瘀血之在皮肤。"五加皮有两种，南五加皮作用缓和，北五加皮作用强。

【辨证解惑】

1. 学生提问：老师，治疗单侧水肿，您用麻桂法取得这么好疗效，想请您详细讲讲麻黄配桂枝有什么玄妙之处？

徐师答疑：解析麻黄、桂枝配伍之精妙，我们首先学习一下孙思邈的小续命汤。此方为少阴先虚，风邪乘机而入，导致太阳不开，阳明不降之候，其由麻黄汤、桂枝汤、四物汤、四逆汤加清热祛风利湿之品组成，畅通气血，治疗外中风痱，身体不能自收持，口不能言，冒昧不知痛处，拘急不得转侧。我总结麻黄配桂枝为麻桂法，此法可以祛风邪、通窍络、利关节，开玄府九窍。我在临床中治疗中风及中风后遗症时常用补阳还五汤加麻黄、桂枝来通利九窍，可使疗效倍增。

孙思邈用麻黄配桂枝治疗风毒脚气，此病表现为湿毒所致的下肢软弱，肿或不肿，或疼痛不仁，或胸闷心悸，或神昏妄言等症状。此病相当于西医学中的下肢湿疹、丹毒、类丹毒、静脉炎、丝虫病、心功能不全、肝硬化腹水和肾病综合征等。方用麻黄、桂枝伍竹沥、人参、白术、石膏、乌头等。此处麻黄、桂枝合用可开太阳之门，发散肌肤水气，辛散寒湿，鼓舞阳气，温运气血，通络止痛。当此病兼正虚时，可用"连毒汤"，此方治"脚气弱风热，上入心腹，烦闷欲绝"，由麻黄、桂枝配黄芪、人参、生地黄、白芍、大枣组成。风寒外束，肺气宜降失常，而咳嗽频作，或喉中痰鸣，喘息有声，短气不得卧，麻黄、桂枝宜通肺气，疏散皮毛。

下面具体来分析一下麻黄与桂枝的药证。

关于麻黄之药证，《神农本草经》记载其"味苦，温。主中风伤寒头痛温疟，发表，出汗，去邪热气，止咳逆上气，除寒热，破癥坚积聚"。《伤寒论》中，麻黄汤有八症，其中疼痛占有一半，即"头痛，身疼，腰痛，骨节疼痛"。《金匮要略》中麻黄加术汤治疗"一身烦疼"，《药性赋》中载"麻黄治疗毒风顽痹，皮肉不仁"，《仙授理伤续断秘方》载五积散治疗鹤膝风。从诸多古籍当中可以总结出麻黄有止痛的作用。

《千金方》中的"诸风"篇共有110首方，其中麻黄与桂枝配对的方剂有33首，其主治"中风"，包括偏枯、贼风、风痱、风懿、角弓反张、风痹等。病证的共同特点为偏瘫失语、手足不遂、关节疼痛或神昏志乱等，均可选用祛风邪、通窍络、利关节力量峻猛的桂枝和麻黄来治疗。两者相配，以发汗的方式使邪随汗泄，同时通玄府，促进脑水肿快速消失。

麻黄可治疗咳喘。《金匮要略》中用小青龙汤治疗"咳逆倚息，不得卧"。寒热之邪客肺，均可影响肺的宣降而引起上逆作咳，肺失宣肃是咳嗽的共同病机，因此"宣肺"也就成为咳嗽的基本治法。我在临床中发现咳嗽不论寒与热，麻黄均可治疗。因此我常常把麻黄作为治咳的首选药，并组成一个通用方：生麻黄10g，南杏仁10g，生甘草6g，矮地茶15g，白前10g。此方用于治疗外感或内伤咳嗽，常能收到较好疗效。如寒痰明显者加干姜6~10g，细辛3~6g，紫菀10g，款冬花10~15g，以宣肺散寒止咳；热痰明显者加生石膏30g，黄芩10g，鱼腥草30g，以宣肺泄热。

麻黄还可治疗水肿。《金匮要略》中治疗风水用越婢汤，治疗里水用越婢加术汤、甘草麻黄汤。风水与里水的治疗中都应用了麻黄，其理论依据为"肺为水之上源"和"肺主通调水道"。余用生麻黄10~15g、葶苈子15~20g、五加皮15g、猪苓15g、泽泻15g、益母草15~30g等组成基本方，治疗上腔静脉压迫综合征，以宣肺泻壅、行瘀利水，常可收肿消喘减之效。再如肺源性心脏病、心肺功能不全的患者，常因肺气不宣、气滞血瘀、水不得泄，而见全身高度浮肿、咳嗽喘满、舌质紫暗、肝脏肿大等症状，可用宣上泄下、活血化瘀的治法，常用生麻黄10~15g、南杏仁10g、椒目10g、防己15~30g、红花6g、益母草30g、泽泻15~30g、葶苈子15~30g组方治疗。此方对改善心肺功能、纠正心衰、消除水肿有较好效果。

此外，我在临床上治疗急性黄疸型肝炎湿邪或寒湿偏重者，喜用生麻黄"宣肺退黄"，比单纯应用"利湿退黄"效果要好。通过"宣肺"不仅可以使湿邪从外而解，同时还能通过肺的肃降，发挥通调水道的功能，促使湿邪从小便而出，以达到加速退黄的目的，此乃提壶揭盖之功。"宣肺退黄汤"的组成：生麻黄10g，南杏仁10g，薏苡仁20g，石菖蒲10g，溪黄草20g，茵陈30g。

麻黄的用量与用法，临床可随证加减变通。个人经验，如用于宣肺平喘，用量最少为 3g，儿童当减半，关键是要辨证准确。此外，少数患者服用麻黄后，出现心率加快或轻微兴奋，遇有这种情况时，可不必停用麻黄，在方中加蝉蜕、生甘草各 10～15g，即可消除这种不良反应。

关于桂枝之药证，《神农本草经》中记载其"味辛，温。主上气咳逆，结气喉痹，吐吸，利关节，补中益气"。桂枝有和营之功，入血能温通心脉，可强脉中之气，以救营弱之势，而非强脉外之卫。桂枝汤中桂枝乃为营弱而设，主血行风自灭，营强则血活，血活则风邪无地可容而后解。

仲景对于桂枝的应用也较为广泛。《伤寒论》中对于"气自少腹上冲心""欲作奔豚"等冲气上逆的症状，常用桂枝加桂汤、苓桂术甘汤来治疗，可知桂枝有平冲降逆之功效。对于治疗"热结膀胱""其人如狂""少腹急结"之桃核承气汤，其中的桂枝起到温经活血之功效。而《金匮要略》中针对"身体麻木不仁""失精梦交""虚劳里急，诸不足""虚劳诸不足，风气百疾"等症状，分别用黄芪桂枝五物汤、桂枝加龙骨牡蛎汤、小建中汤、黄芪建中汤、薯蓣丸等，可见桂枝有补虚的作用。我结合经典及临床实践总结桂枝之临床应用要点，发现其适用于体质偏瘦、面色㿠白、易出汗、易心悸、易疲劳、舌淡红、苔薄白、脉浮细者。

2. 学生提问：老师，单侧右下肢水肿您定为太阳经表证，您怎么理解太阳寒水与津液的关系？

徐师答疑：《黄帝内经》云"太阳之上，寒气治之，中见少阴"。寒与水本为一物，太阳为三阳之表、外界之屏障，津液的代谢依赖太阳膀胱经和腑的气化，即利小便、发汗。皮毛腠理通过开阖来调节人体阳气与津液，从而适应外界的环境。

太阳与津液，生理上而言，太阳之阳气来源于卫气，根在肾，主津液从上焦而出，温充熏泽。同时气能化水，水能化气，《黄帝内经》云"无阴则阳无以化，无阳则阴无以生"，膀胱气化依赖于肾阳蒸腾，肺主气、主水，能升能降，宣发气津，下达膀胱。

而病理上，若邪入太阳，肺气郁闭，不能化水，会出现种种症状，即小青龙汤之或然证，或渴，或利，或噎，或小便不利，或少腹满，或喘，皆因痰饮停留、忽上忽下、忽里忽外导致。太阳与津液的病理状况也可表现为汗液失常，通常有两种情况：一种是营卫不和，另一种是发汗太过。若邪入水腑，膀胱气化失常，会出现水蓄膀胱，或出现烦渴，或小便不利，或出现水入即吐。总的来说，太阳病变以伤寒表证为中心，出现上及气腑、下连水腑的一系列病理改变。此病案中，患者小便可，说明膀胱气化功能正常，故不用利水。右下肢血栓，影响经脉和津液循行，也影响卫气达表，又感寒邪，导致感染炎症渗出，腠理玄府不开，津液闭遏，而出现下肢肿胀，故应用麻黄、桂枝开玄府，透津液。

3. 学生提问：老师，在这个病案中，您巧妙应用方证解决了寒热错杂的问题，在疑难病中，常常见到寒热错杂、虚实互见，您如何来把握？

徐师答疑：在疑难病中，寒热错杂之证非常多见，或两证并见，或数证相混，或表证与里证同见，或寒证与热证并存，或虚证与实证并见，或局部热与全身的寒并见，或数脏并发，或升降失常，或气机逆乱。我们当遵从《黄帝内经》所言"谨守病机，各司其属"。

《伤寒论》太阳篇五个泻心汤与厥阴篇乌梅丸皆为寒热错杂的代表方。泻心汤的方证特点：一为心下痞满不痛伴口干；二为呕利肠鸣；三为脉濡滑，舌苔白腻或黄腻。乌梅丸的方证特点：一为口干，口渴，头晕；二为腹痛，腹泻，四肢厥冷；三为脉左关弱，舌苔白腻或黄腻。

《景岳全书》云："至虚之病，反见盛势，大实之病，反有羸状。"虚虚实实，真真假假，阴阳之交错，其候至微，当以脉诊来辨，失之毫厘，差之千里，不可不慎。故对于寒热错杂之证，我遵循以脉诊为中心，以脉定证，以脉定方，正如仲景所云："观其脉证，知犯何逆，随证治之。"

4.学生提问：老师，您应用四妙勇安汤的临床经验是什么？

徐师答疑：四妙勇安汤出自《验方新编》，很多临床大家把此方作为"神方"。原方：玄参三两，金银花三两，当归二两，甘草一两。方以玄参为君，祛腐生新之力强，使溃烂的肌肉、筋脉、皮肤很快愈合。余在临床中把此方作为治疗血管病变的专病专方。

我总结四妙勇安汤方证特点如下：一为脉络病变，包括脉络的瘀阻、疼痛、肿胀、紫斑、化脓溃烂；二为血管的病变，包括痉挛、红肿等；三为舌质偏红，苔黄腻，脉细数。郑惠伯先生、高齐民先生开辟使用四妙勇安汤新思路，用其治疗冠心病导致的胸闷、气短、心痛有奇效。他们的加减法如下：①久病多虚，加党参、麦冬、五味子。②心阳微，脉迟，加入麻黄细辛附子汤。③冠心病心痛彻背，背痛彻心，加三七、麦冬、五味子、丹参。④乳腺及淋巴系统疾病，加乌梅、僵蚕。四妙勇安汤由甘草、当归、金银花、玄参组成，下面具体来分析一下其药证。

甘草为阳中之阳，可升可降。其药证特点：一则善消痈疽疔毒；二则善止诸痛，急病疼痛者最宜用之；三则缓急和中，如寒病用热药（如桂枝、附子）必加甘草以制桂附之热，热病用寒药（如石膏）必加甘草以制石膏之寒，下病不宜速攻，必加甘草以制大黄之峻，上病不宜逐升，必加甘草以制栀子之动；四则解毒，甘草解毒分上、中、下三法，上焦之毒宜引而吐之，可用甘草一两、瓜蒂三枚，治中焦之毒宜和而解之，可用甘草一两五钱、柴胡三钱、白芍三钱、白芥子三钱、当归三钱、陈皮一钱，治下焦之毒宜逐而泻之，可用甘草二两、大黄三钱、当归五钱、桃仁四十粒、红花一钱；五则泻火，急症可以多用，缓症少用；六则善动，吐呕家不宜多服；七则中满症可不忌甘草，胃气虚得甘草之补，中满者反宜用甘草引人参、茯苓、白术等补脾胃之虚者，此药多用则增满，少用可消满。

金银花药证特点：一可治疮疡肿毒，为急性热证之圣药；二可清热解毒，清风温之热，大量金银花，如50～100g，可发汗，可退不明原因高热；三可解血中之毒。另外，金银花配甘草乃民间秘方，可通血而散热，善治一切肿毒。

当归药证特点：一善治疮疡肿毒，疮疡乃气血壅滞所致，而当归为"血中气药，气中血药"，其性善动，流动气血；二入诸药配合其疗效，入补气药则补气，入补血药则补血，入升提药则提气，入化瘀药中逐血；三可生血滋阴，退血中之热；四可活血止痛，善治各种痛证。

玄参药证特点：一可治疮疡肿毒，此皆火盛所致，火盛则水不足，玄参乃壮水之药，壮水以制火；二可扩张血管，改变局部微循环，古人云"玄参乃枢机之剂，其气可上可下"，剂量用15～30g。

第二讲

伤寒传之秘，当先辨并病合病

导语：外感发热迁延反复，常暗藏"合病""并病"之机。六经非孤岛，气化如环流，疾病复杂、邪气盘踞、虚实交杂。医者应突破线性思维，于动态病机中捕捉经气交争态势，方不致囿于"退热"表象而失辨治根本。

一张姓男子，39 岁，上海人。平素嗜酒，贪凉，1 个月前因饮食生冷又吹空调后出现发热，自行服用布洛芬、三九感冒灵、阿奇霉素等药治疗 7 天，发热仍不退，最高可达 39℃，随后就诊于上海市某医院，诊断为细菌感染，给予补液、抗感染治疗后仍反复发热。每天都有阵发性发热，并伴寒热往来、口苦等症状，再次就诊于医院完善相关检查后考虑为胆道感染，医院建议其住院观察。患者拒绝，后求治于其他中医，服 7 剂药后，热度稍有下降，但每日下午仍有发热症状，且寒热往来。最后患者通过朋友介绍找到了我，由于患者身体虚弱，其爱人本想通过微信线上就诊，我告知其看病需切脉才能准确把握病情，患者及家属遂驱车从上海至无锡就诊。此患形体消瘦，面色暗黄，一脸倦怠感。我询问道："今天还发烧吗？"患者答："现在每天上午不烧，但一到下午 3～5 点必发热，一般在 38℃左右，发热前会先出现怕冷，之后就烧起来了，有时候不用吃退烧药过一会儿也能自行退烧。"我示意其拿出之前的检查报告及中药处方进行参考，他爱人掏出一方，是小柴胡汤加味。我陷入沉思，《伤寒论》中少阳篇言见"寒热往来"一证便可用小柴胡汤，但为什么服用 7 剂后，患者仍然发热呢？我继续问诊："您关节疼吗？口干口苦吗？"他回答说："关节不痛，口不干，晨起口苦。"接着我又询问其食欲及二便情况。患者直言之前一切正常，还经常饮酒，近 1 个月因为发烧，食欲较差，也不想喝酒了，体重减轻了 6 斤，大便偏干，三日一行。接着我察其舌脉，舌质偏红，舌苔白腻，脉弦细偏数。

归纳该患者四诊信息如下：

（1）体质偏瘦，面色暗黄。

（2）身体乏力，平素喜饮酒。

（3）发热特点是寒热往来。

（4）口苦，纳差。

（5）体重减轻，便干。

（6）舌红苔白腻，脉弦细数。

　　首先对这个患者进行辨证。患者是否存在太阳表证呢？古人云：有一分恶寒，便有一分表证。患者存在发热恶寒，可辨为太阳病。表证在太阳、少阳中都有体现。太阳表证表现为骨节烦疼、关节疼痛、汗出、心腹疼痛等特点。少阳表证则有两种类型，一是脉浮弦细，二是头痛发热或者呕而发热。而少阳病最主要的症状是往来寒热，默默不欲饮食，心烦喜呕。本案患者以往来寒热为主要特点，但不能以此就定为少阳病，因为太阳病、阳明病也有寒热往来。太阳病之寒热往来一般在未发热之前出现，若已发热，则只能见到恶寒但身不寒。阳明之寒热往来，开始即有恶寒，后来变成发热而反恶热。而少阳之往来寒热的特点为寒来时出现恶寒，身寒而不恶热，热来时便身热而恶热，但不恶寒，且是每天定时发作。这与太阳之发热恶寒而不恶热，与阳明之潮热而不恶寒，形成明显的区别。对于寒热往来这个症状，用小柴胡汤可以治其热，但不可治其寒，能补其虚，但不能攻其实，故前医单纯用小柴胡汤无明显疗效。少阳病还有一个症状为心烦喜呕，发热伴呕吐也属少阳证，但此患者并无心烦喜呕的症状，所以并非所有的症状皆出现才能诊断为少阳病，"但见一证便是"，亦可诊断。默默不欲饮食，往往表现为厌食、纳差，此患者有食欲差的表现，当属于少阳证范畴。

　　少阳病的面色，一般呈萎黄，这是血弱气尽的脸色，也常称"黄脸婆"色。而该患者脸色暗黄，形体消瘦，从望诊来说也可诊断为少阳病。

　　口苦、咽干、目眩，是少阳病的提纲。我一般问诊时，都会问患者是否口干、口苦。口干症状可见于太阳病、少阳病、阳明病、少阴病、厥阴病中，但口苦却是少阳病独有特征。本案患者无口干，仅口苦，可辨为少阳病。在辨证过程中，若患者出现口干、小便赤症状，当与《金匮要略》之百合病相鉴别。百合病是以口苦、小便赤，伴有神志障碍为主要特点，而少阳病中以口苦、小便赤为主要表现，但少阳病中也有神志症状，常见于"热入血室证"，此通过问诊即可鉴别。少阳病以"口苦、咽干、目眩"作为提纲，口、耳、眼为人体的上窍，与天地相通，能开能阖，邪气由表可入里，由里可出表，可作为一个枢机来看待。《素问·阴阳离合论》云："太阳为开，阳明为阖，少阳为枢；太阴为开，厥阴为阖，少阴为枢。"其内涵是把六经比作一扇门，白天可打开，夜晚可关上。而中间最重要的是门轴，轴有阴阳两面，历代医家把门轴看作枢机，把少阳作为阳枢，少阴作为阴枢。开阖枢的特点在于"开中有阖，阖中有开，开阖之中离不开转枢"。从人体的生理特点来看，三阳应为太阳开，阳明降，少阳枢。邪气进来后，若停留在太阳层面，就用开太阳的办法把邪请出，若邪气深入，进入少阳阶段，既要考虑把太阳之门打开，又要考虑降阳明，让邪气有出路。"小偷"在门外徘徊时是太阳病，"小偷"推门进来是少阳病，而"小偷"进入房间以后就是阳明病了。当发现"小偷"时，首先把太阳之门打开，再把"小偷"从阳明层面赶出去，所以开门、关门很重要，重在一个枢机。

我研究《伤寒论》已久，对于仲景合病、并病之说，起初不明其意，临床久了方知其重要性。夫合病之意，乃二阳或三阳同病，病之相合者也；而并病，为太阳先病不解，又入阳明、少阳之类也。仲景所说的二阳并病是指太阳病，发其汗，汗先出不彻，因转属阳明，则二经同病可知也；而并病，是由浅而深，由此而彼，此合病、并病之意。我们翻开《伤寒论》第146条可见："伤寒六七日，发热，微恶寒，支节烦疼，微呕，心下支结，外证未去者，柴胡桂枝汤主之。"此条为太阳少阳并病之典范，如发热、微恶寒、支节烦疼皆为太阳表证，微呕、心下支结为少阳证，治疗太阳病用桂枝汤，治疗少阳病用小柴胡汤，仲景选柴胡桂枝汤主之。此为本病案的最大亮点。

　　柴胡桂枝汤是小柴胡汤和桂枝汤的合方，用桂枝汤是因为这个患者发热六七日，于一般感冒而言，虚人感冒七日愈，此方为虚人所设，桂枝汤之发汗如同开窗，推开一个小缝，而小柴胡汤为和解少阳的主剂，二方协同，发表与和解并用，双解少阳太阳两经，驱邪外出。柴胡桂枝汤的临证特点：微恶寒，发热，低热，持续时间长，肢节烦疼，微呕，支结，气机不通，脉弦细数。我在临床中发现，治疗病程持续较长的外感病时，单纯使用小柴胡汤很难奏效，而使用柴胡桂枝汤则取效较捷。少阳病的寒热往来，其病理基础是风寒入太阳与少阳腠理层面，欲把风寒驱之外出，必须通过太阳关、阳明关，即病之来路与病之去路。柴胡为少阳之主药，主少阳之腠理，若单靠此药以达阳明、太阳之层面，药力不足，若加用桂枝、白芍解太阳之表，和其血气，可让邪气枢转外出。柴胡桂枝汤可看作柴胡桂枝法，桂枝汤可以开太阳之门，小柴胡汤可以枢转少阳之门轴，气血流动，三阳病可解；若见三阳之实证，当以表里双解法，用大柴胡汤；病入三阴，邪气也当外解，其中有两个门，一是少阳之门，二是少阴之门，厥阴之邪可出少阳，少阴之邪可从太阳而出，所以在慢性病、久病的治疗当中，精准把握"两个门"方可因势利导，引邪外出，达到治根之效。

　　综合上述，本患者既有太阳病，又有少阳病，故辨为太阳少阳并病。方药以柴胡桂枝汤加味。

处方如下：

秦艽 10g	防风 10g	柴胡 15g	青蒿 15g
黄芩 12g	金银花 15g	蒲公英 15g	夏枯草 15g
牡丹皮 10g	白芍 20g	生甘草 5g	青黛 3g
鳖甲 20g			

共 7 剂。水煎服，每日 2 次。

　　患者服用3剂药后电话告知我，寒热往来与口苦症状均消失，诸症好转，嘱继续服用。

　　我之经验，凡往来寒热者，用《伤寒论》中小柴胡汤取效较慢的患者，可使用柴胡桂枝汤以达到速效。少阳之主证是寒热往来，其病理基础是风入太阳、阳明外层次之下的腠理，所以欲将该处之风寒之邪快速驱之外出，必须通过阳明、太阳关，故选用柴胡桂枝法治疗，诸药同用既能解少阳郁热，又能通三焦之气，对治往来寒热有佳效。若伴大便不通时，可加大黄、朴硝。

【辨证解惑】

　　1.学生提问：老师，这个病案您在前面讲了柴胡桂枝汤，但处方里为什么不用桂枝，改用秦艽、防风呢？此方的加减有何意义？

　　徐师答疑：此患者面色暗红，平素饮酒，说明体内有湿热，由《伤寒论》第17条"若酒客病，不可与桂枝汤，得之则呕，以酒客不喜甘故也"可知，酒家当避免应用桂枝以免助邪热，故去桂枝加秦艽、防风。这个病案若单纯用小柴胡汤，力量较弱。而加入防风解太阳之表，秦艽解肌肉之风湿，再合柴胡解少阳之肌腠，三药合用可直通三关，即太阳关、少阳关、阳明关。本方加入夏枯草、牡丹皮、青黛清肝泻火，以增强小柴胡汤的疗效，因患者口苦，故在辨证基础上加用金银花、蒲公英等清热解毒之品，若单纯口干则不用加清热解毒药。另外，古人云"火盛必伤阴"，故在本方基础上用白芍、鳖甲以养肝肾之阴。

　　2.学生提问：老师，少阳病提纲证未提及脉法，请您讲讲少阳病证的脉法。

　　徐师答疑：首先，学习一下六经之脉象。太阳之脉浮，浮脉当辨寒热虚实；少阳脉弦，弦主半表半里，浮而脉弦偏于半表，弦而紧偏于半里；阳明脉大，主病进，主实证，诸脉皆大，一部脉独小，主实中夹虚，诸脉皆小，一部脉独大，为虚中夹实；而太阴脉濡，濡主湿滞气虚；少阴脉细而微，细主阴虚，微主阳虚，厥阴脉涩，涩主阴虚化燥。

其次，学习一下弦脉。正常弦脉不疾不徐，虽端直以长，但又柔和流畅，无太过与不及。如《素问·玉机真脏论》所言："春脉如弦……故其气来，弱轻虚而滑，端直以长，故曰弦。"辨弦脉主要看太过与不及，太过为实，不及为虚，脉象挺直以长，劲急盈实，为太过；脉象虽直而长，但不盈实流畅，或兼细者，此谓不及。弦脉为血气不和，木盛土衰水亏而成。以弦多弦少以示胃气之强弱，弦实弦虚以示邪气之虚实，浮弦沉弦以显表里之阴阳，寸弦尺弦以示病气之升沉。无论所患何症，见何脉，但以和缓有神，不乏胃气。若弦而硬直，是无胃气。

弦脉主肝胆病、痛证、痰饮、疟疾、少阳病等。特殊的弦脉有两种，"脉双弦者，寒也……脉偏弦者，饮也"。少阳病脉多弦脉，弦有阳弦和阴弦两种，阳弦见于少阳，阴弦见于厥阴，脉弦表示阴液未竭，脉涩见于阴液将亡，脉见弦脉，生气有望。

3. 学生提问：老师，您在这个病例中提到开阖枢理论，请您讲讲阳枢与阴枢有什么联系？

徐师答疑：开阖枢理论首见于《黄帝内经》："太阳为开，阳明为阖，少阳为枢；太阴为开，厥阴为阖，少阴为枢。"开阖枢理论用以阐释三阴三阳的生理、病理机转，以门户为抓手，把开、阖、枢三者以门转动的形式，动态展现出气化的过程。其中枢机极为重要，阳枢是解决经气的运转，阴枢是解决津液的运行；阳枢解决三焦腠理的通达，阴枢解决津液的通达。

少阳之枢如户枢一样，能进能出，能开能阖，能上能下，出者从表，入者从里，是表里出入之枢，若少阳枢机障碍，可导致半表半里受阻，气、血、水失调，出现呼吸道、消化道、泌尿道的症状。少阴为枢，全身的津液、气血、水火之转化，皆靠少阴枢机作用。若少阴失枢，则水湿泛滥，脉络痹阻或烦躁面赤，手足厥逆。

我在临床中，常把少阳之枢作为截断剂，仲景在《伤寒论》少阳篇已明示，小柴胡汤中用人参、甘草、大枣，目的在于防止邪气进一步深入、内陷太阴或厥阴。但在临床实践中，小柴胡汤用人参还有很多禁忌证，如小柴胡汤七个加减法中，"胸中烦而不呕者，去半夏、人参，加栝楼实；若不渴，外有微热者去人参，加桂枝；若咳者，去人参、大枣、生姜，加五味子、干姜"。另外，邪入少阳往往会形成血弱气尽、腠理开的局面，此时我常去人参改用当归，补血助阳，透邪外出。

所以在临床中，以枢机作为抓手，三阳病取之于少阳，三阴病取之于少阴，一是为截断病情，让病邪不内陷于里；二是让病邪转枢出表。

4. 学生提问：老师，小柴胡汤的辨证要点及其加减应用是什么？

徐师答疑：小柴胡汤乃表里两解之方，也为枢转气机之方，主全身气道、水道、谷道。所以小柴胡能通气津，散郁火，升清降浊，通利三焦。

细看小柴胡汤的组成：柴胡乃少阳主药，可升阳达表，能疏肝木之滞机，宣畅气血，使半表半里之邪得从外宣；黄芩苦寒，以养阴清热，使半表半里之邪得从内清；半夏辛温，豁痰饮，降里气之逆；人参益气生津、扶正祛邪；甘草调和内外。

小柴胡汤加寒药以治热病，加热药以治寒疾，加理气药能开郁，加宣通药而畅三焦，其能贯通人体之上下，升清降浊，疏通内外，运行气血，宣上导下，是一张不寒不热、可应变加减的良方。

小柴胡汤能和解少阳，益气扶正，用于伤寒邪在少阳，但汗吐下三法俱不能用之，故又称为三禁汤。此方临床应用广泛，可用于治疗各种情况下的寒热往来及原因不明的发热，还可通过加减，达到推陈致新之效，可治胃肠结气、饮食积聚及由积热邪气所致的胁痛、心下痞等病。此方合旋覆代赭汤，一升一降治疗妊娠恶阻，取得较为满意的疗效。

柴胡汤君药为柴胡，其味苦，性微寒，可升可降，可表可里，调和阴阳，推陈出新。其升之功在于能举肝脾之陷。肝木下陷，常致淋证、泄痢、痔漏等诸症，如李东垣之补中益气汤、乙字汤皆可应用。柴胡之降在于其能平肝胃之逆。少阳逆气，柴胡合黄芩泄表热；阳明少阳合病，柴胡配白芍以清少阳之火。陈修园谓："小柴胡汤能治虚劳病。"小柴胡汤的适用人群面色多呈典型的萎黄之貌。少阳是人体之枢纽，柴胡司升降之职，肝气升发，则脾胃复其升降之职，气道、水道、谷道同时运转，恢复其气化、营养吸收功能。人体圆运动功能恢复，故虚劳之疾得小柴胡汤而愈。

柴胡汤的广泛应用，主要在于剂量。柴胡用于升阳举陷时剂量在 3～5g，例如补中益气汤；少阳之气郁结，厥阴之热不降，此时用一般柴胡剂量疗效缓慢，重用柴胡如 15～30g，可使疗效倍增；而治疗外感发热时柴胡常常用到 30～50g，配石膏可达到一剂知、二剂愈的效果。

小柴胡汤在应用时还有另一个要点，就是必须去渣煎服。《南阳活人书》中记载一病案：朱肱曾治一患者，其往来寒热，胸胁苦满，默默不欲饮食，心烦喜呕，胸中烦，心下痞而眩晕，投小柴胡剂后，患者胸胁痞满非但不消失反而加重。既然辨证正确，为何用药后病势加重呢？因其用的是散剂而非煎汤。煎剂不仅速效，还能去柴胡之刚燥，取其散性之意，朱肱当时忽略此要诀，以致有此一剂之误。后世陈修园深得其意，故在他所著的《长沙方歌》中强调："柴胡八两少阳凭，枣十二枚夏半斤，三两黄芩参姜草，去渣再煎有奇能。"另外，张凤奎在《伤暑全书》中有"柴胡劫肝阴"之说，《临证指南医案》也承袭此论，但从近年的临床实践看，或许并非如此，有人甚至用柴胡桂枝干姜汤治阴虚型的肝炎而收功效。不过，当治疗血分病时，如用柴胡其量宜轻。

我总结小柴胡汤可以治疗上、中、下三焦的疾病：上焦病如急性热病、呕逆、悬饮；中焦病如胃痛、反酸、胃胀、纳呆、胁痛；下焦病如淋证、阳痿、带下等。大、小柴胡汤，既为解热剂，又可作健胃剂；既为通便泻下剂，又可作止泻剂；既为镇咳祛痰剂，又可作镇呕利尿剂。

我读古思古，观孙思邈的《千金方》中记载前胡汤"主胸中逆气，心痛彻背，少气不食方"，认为它是柴胡汤的创新，用前胡代替柴胡，组方变成：前胡、黄芩、半夏、人参、生姜、大枣、甘草。本方合桂枝汤加当归、竹叶治疗阳虚胸痹疗效显著，孙思邈用前胡易柴胡，目的在于解除上焦气机郁滞，通理上焦心肺气机，而柴胡主要是畅肝胆之气机。胸痹为心肺上焦气机不利，故用前胡，不用柴胡。

5. 学生提问：老师，我看您在临床中遇到患者脉细或脉沉紧，也用小柴胡汤，其中有什么奥妙？

徐师答疑：小柴胡汤脉象大多见于脉弦，尤其是浮弦、弦细，但要注意其特殊性。如少阳病中阳微结与纯阴结的问题，请看《伤寒论》中第148条："伤寒五六日，头汗出，微恶寒，手足冷，心下满，口不欲食，大便硬，脉沉细者，此为阳微结，必有表，复有里也；脉沉细，病在里也。汗出为阳微，假令纯阴结，不得复有外证，悉入在里，此为半在里半在外也；脉虽沉细，不得为少阴病。所以然者，阴不得有汗，今头汗出，故知非少阴；可与小柴胡汤，设不了了者，得屎而解。"

这里我们需要了解阳微结与纯阴结的症状特点。阳微结的症状：大便硬、不能食、头汗出、脉细，属于少阳病。纯阴结的症状：大便硬、不能食、无汗出、脉沉，属于少阴病。这里二者的症状相似，皆有大便硬，主要区别在是否有头汗出。脉细是阳证似阴，可以用开阖枢理论来解释，少阳为阳枢，少阴为阴枢。阳微结可辨为少阳阳明并病，枢转少阳之机，可使上焦气化得通，胃家不实，大便自下。我在临床中常以脉定证、以脉定方，但在特殊情况下，也可舍脉从证，抓住核心病机，同样有效。

我曾治疗过1例顽固性便秘患者，平时特别能食，但大便量少，三五日一次，非常难下，需用开塞露才能排出，求治于多名中医，治疗效果不佳。来诊时诉头汗出，口苦，胃痛，便秘十余年。我以小柴胡汤加石膏，两剂而愈。小柴胡汤能通利三焦，枢转不通之机。同样，治疗更年期女性有便秘伴烦躁症状的，且用一般的通便药无效的，可采用石膏，既能治烦躁又能通便，剂量在50～80g。

6. 学生提问：老师，小柴胡汤是和法的代表方，请您讲一讲对于和法的理解。

徐师答疑：和法有三层含义：第一，能统领诸法，汗、吐、下、温、清、消、补诸法最后目的是恢复人体的阴阳平衡，最终达到一个"和"字；第二，邪气极杂之时，即寒、热、湿、燥结于一处，不得相通，用升降散敛之法不能除者，当用和法而平之；第三，治法中，寒热并用、燥湿相兼，升降敛散于一炉，正治之法即和法。

少阳主三焦，内连脏腑，外通皮毛，主淋巴腺，内外相连。《神农本草经》载"柴胡主心腹胃肠结气，推陈致新"，即缘此义。热入血室，血已结，属桃仁承气证；未结者，属柴胡证。血室位置极深，但仍隶属于三焦，相连一气。小柴胡汤既能使病邪有外出之机，又能和腠理，还能治血室，通利三焦，主气病、血病、水病。仲景之论，穷尽其底。

故和法可以和阴阳、表里、上下、内外。和法统领诸法，诸法又能共同完成和法之效。无功之功，乃为极功。

7. 学生提问：老师，您在治疗疑难病中常用到并病、合病的思想，请您具体讲一下辨证经验。

徐师答疑：在《伤寒论》中有诸多条文明确提出合病、并病之义，比如柴胡桂枝汤、柴胡桂枝干姜汤可归为太阳少阳并病；葛根芩连汤归于太阳阳明并病；而"阳明病，发潮热，大便溏，小便自可，胸胁满不去者，与小柴胡汤"为少阳阳明并病；"太阳病，过经十余日，反二三下之……与大柴胡汤，下之则愈"为少阳阳明并病；"伤寒八九日，下之，胸满烦惊……柴胡加龙骨牡蛎汤主之"为少阳阳明并病；"阳明病，脉浮而紧，咽燥口苦，腹满而喘"为少阳阳明合病；"阳明中风，口苦咽干，腹满微喘，发热恶寒，脉浮而紧"为三阳合病。

三阴经及阴经与阳经之间也存在合病、并病，如第276条"太阴病，脉浮者，可发汗，宜桂枝汤"，太阴病本呈腹满而吐、食不下、自利的表现，但其脉象却为太阳病的浮脉，即为太阳太阴合病；第301条"少阴病，始得之，反发热脉沉者，麻黄细辛附子汤主之"，无热恶寒者发于阴，少阴病本不应发热，而反发热者即为太阳少阴合病；第91条"伤寒，医下之，续得下利，清谷不止"，太阳病由于误治，邪气内陷入太阴，太阳病未罢而表现为太阳太阴并病。

我临证以来，治疗伤寒，未见六经顺次相传，也未见表证已罢、只见里证者，对于很多疑难病，皆见其合病、并病。比如高热不退者，皆是表邪未解耳，当以正汗透之，则表里皆和也。我之经验：凡三阳并病者，当解三阳之表；邪在太阳者，当知为阳中之表，治宜轻清；邪在阳明者，当知为阳中之里，治宜厚重；三阳合病者，从少阳转枢而出。病入三阴，病位在里。太阴为阴中之阳，治宜微温；少阴为阴中之枢，治宜半温；厥阴为阴中之阴，治宜大温。然病在三阴，而兼三阳并病，当因势利导，或清火，或解表，此为古人解表即能和中之法。若表邪不甚，而里证为急，又当先救其里。

第三讲

抓主证，观脉证，病机是关键

导语：临证如探案，主证似谜面，脉证乃破局密钥。主证定核心，脉证定根本，观同病需辨异脉，察异证能识同源，如此方不致堕入"见痛止痛"之窠臼，终达"观其脉证，知犯何逆，随证治之"的辨证真谛。

2023 年 3 月 25 日，诊室来了一位声音洪亮的年轻患者，一进门就说："教授好，我是来找您看颈椎病的。"我示意他坐下，望其面暗红且出油，并让他接着诉说病史。半年前患者就因受寒出现过一次较为严重的颈部疼痛，后来自行好转。但由于其工作需要长时间伏案看电脑，颈部经常出现僵硬不适，如发紧、疼痛，以往休息片刻即能缓解。近日又受寒，出现颈部疼痛，休息后并未缓解，且疼痛逐渐加重并放射至上肢。他形容道："肩膀像钉上了木板似的，胳膊酸沉得像灌进了一瓶醋，怎么放都不舒服，折磨得我'生无可恋'。"我听完他的陈述后随即问道："觉得口干吗？大便怎么样，黏腻吗？"他一一回答："口干，便黏。"我察其舌脉，舌质红，舌苔黄腻，脉浮弦滑上冲。

此病的临床要点如下：

（1）有明显受寒病史，颈部僵硬疼痛。
（2）舌苔黄腻，面部油腻。
（3）声音洪亮。
（4）脉浮弦滑上冲。

我们首先来理解一下疾病病因。《金匮要略》云："千般疢难，不越三条。一者，经络受邪，入脏腑，为内所因也；二者，四肢九窍，血脉相传，壅塞不通，为外皮肤所中也；三者，房室、金刃、虫兽所伤。以此详之，病由都尽。"房室之劳损其精，精损者血必空虚的，金刃虫亡其血，亡血者，精必枯竭。损其一则伤其二，精血亏，五脏真元亏，五脏失守之故。经络受邪，本为表证，久之不愈则内舍于脏腑，必为五脏之虚有隙可乘。四肢九窍虽为脏腑，为末为外，血脉相传，九窍通畅，若脏腑有实邪冷凝聚，气血不通，客邪贼风外皮肤所中，腠理不和，阴阳偏胜，内有邪气有余，四肢九窍见病。

太阳病，乃六经之首，主皮肤而统营卫，为人体之屏障，最易受邪。凡风寒初感，先入皮毛肌表，外症可表现为头痛，项强，身痛，腰痛，骨节烦疼，发热，恶寒，此皆太阳经之见症。表实，以麻黄汤、葛根汤作为代表；表虚，以桂枝汤、桂枝加附子汤作为代表；表热，以银翘散作为代表。从脉诊来看，脉浮紧为典型表寒的脉象；浮数、浮滑，为表证的变证；浮虚、浮弱、浮细，一般为表虚证脉象；浮而大为虚劳的脉象，浮为风，大为虚，正如《金匮要略》中所载："夫男子平人，脉大为劳，脉极虚亦为劳。"张仲景对于"脉浮而缓者，中风也，故啬啬恶寒，淅淅恶风，翕翕发热"者以桂枝对之；对于"浮紧而涩，头痛发热，身疼腰痛，骨节疼痛，恶寒无汗而喘"者以麻黄对之；对于"中风脉浮紧，伤寒脉浮缓"者，则以大青龙汤对之。

而对于颈部僵硬疼痛之病，临床医生常会辨为太阳病，用葛根汤来治疗。其原文为"太阳病，项背强几几，无汗，恶风者，葛根汤主之"，"太阳与阳明合病，必自下利，葛根汤主之"。风寒闭阻引发颈部不适，用葛根汤的确能达到效如桴鼓的疗效。葛根汤的经方辨证要点：①颈部僵硬、强直、麻木、疼痛；②舌淡苔白，脉浮紧、浮弦，以右寸最为明显。若舌胖大有齿痕，舌苔白腻，当用葛根汤合用茯苓、白术、附子；若口干加黄芩；呕吐加半夏。

太阳病，经久不愈，易传变他经，产生变证。如太阳与阳明合病，太阳之发热恶寒无汗，与阳明之烦热不得眠等症同时存在，表里之气升降失常，故不下利则上呕也。

而葛根芩连汤见于《伤寒论》第 34 条："太阳病，桂枝证，医反下之，利遂不止，脉促者，表未解也，喘而汗出者，葛根黄芩黄连汤主之。"这条之意：太阳病是指无里证，但当用桂枝解外，若反下之，则邪热在太阳者，未入阳明之经，已入阳明之腑，所以其脉促急，其汗外越，其气上奔则喘，下奔则泄。

故用葛根，以专主阳明之表，加芩、连以清里热。不治喘而喘自止，不治利而利自止。此为仲景两解表里变法也。二阳合病，当根据太阳、阳明的轻重而定，一般来说，有表者，当从太阳走，正所谓表解里自和；而三阳合病，当从少阳出，柴葛解肌汤是其代表方。

葛根芩连汤的辨证要点在于发热，喘而汗出，口渴，下利多臭，肛门灼热，苔黄腻，脉滑数，也有患者无明显太阳表证的表现，而出现口干、面色油腻的症状。葛根芩连汤治疗颈椎病原载于《类聚方广义》："其可治平日项背强急，心胸痞塞，神思悒郁不舒畅，或眼目牙齿疼痛，口舌肿痛腐烂者，效果甚佳。"临床中葛根芩连汤应用范围甚广，如阳明湿热的糖尿病、鼻窦炎，湿热型黄疸、痤疮，湿热型肠癌、妇科带下病等。

本案患者有明显受寒病史，出现颈部僵硬疼痛，是典型太阳病葛根汤证，但舌苔黄腻，面部油腻，属于阳明湿热证。脉浮弦滑上冲，以脉定病机，浮主表，弦滑主痰热，上冲属气机逆乱。故辨为太阳阳明并病。从六经来辨，属于实证、热证、表里同病。如果口不干，舌苔白腻，脉沉弱，可辨为太阳少阴合病，可选麻黄细辛附子汤合麻杏薏甘汤。此患者我选用葛根芩连汤，目的在于表里双解。因脉弦滑上冲，可理解为痰饮上冲夹热，故加龙骨、牡蛎来平冲降逆，加青风藤是祛上半身湿热，豨莶草祛下半身湿热。

处方如下：

葛根 30g	黄芩 9g	黄连 6g	姜黄 10g
桂枝 10g	羌活 3g	当归 15g	青风藤 15g
豨莶草 15g	龙骨 30g	牡蛎 30g	甘草 7g

共 7 剂。水煎服，每日 2 次。

药后二诊，已无不适，继用原方巩固治疗。

【辨证解惑】

1. 学生提问：老师，颈椎病属于痹证吗？一般颈椎病经方常选葛根汤，而您用葛根芩连汤，请问您是怎么辨证的？

徐师答疑：颈椎病往往因风、寒、湿、热外邪侵袭而致，其致病因素与痹证相似，但因其部位在人体最高位，故以风邪、寒邪为多，可归纳为行痹、痛痹、着痹的范围。又因人体体质不同，邪有寒化、热化之变，如《张氏医通》云："脉痹者，即热痹也，脏腑移热，复遇外邪客搏经络，留而不行，其证肌肉热极，皮肤如鼠走，唇口反裂，皮肤色变。"由此风湿痹证，可分夹寒、夹热二类，治法迥异。我从事临床多年，把颈椎病分为两类：寒湿者，表现为颈部疼痛，阴天等季节交换时症状加剧者，可以选用葛根汤加味；湿热者，表现面部皮肤油腻，舌苔黄腻者，直接选用葛根芩连汤加味，效果良好。湿热痹实为风湿热痹，多为中青年患者所得，盖因阳气素盛，或阴虚热盛之体，脏腑移热，复遇外邪相搏经络，流窜关节而致。症状多为发热、多汗、四肢关节游走红肿疼痛，病势急、证候剧，为风重、热重、湿重之候，我常以经方麻杏薏甘汤、白虎加桂枝汤，宣肺化湿、清热通络的同时加秦艽、桑枝祛风湿、通经络，但药量不宜过重，若过重反致关节红肿游走疼痛加剧。秦艽能除肢胀，桑枝能消肢麻，热重者同时合用黄芩、黄柏、连翘、忍冬藤、海风藤。若湿重，膝踝关节肿而不红疼痛者，可以加豨莶草 30g、海桐皮 30g。

2. 学生提问：葛根汤有什么应用技巧？

徐师答疑：在临床中，我们常用此方来治疗三种疾病，即颈椎病、风寒感冒、腹泻。葛根汤首先要和麻黄汤鉴别。麻黄汤所受之寒，寒邪入骨髓，位置深，则选用开表、逐邪、发汗之峻剂，单刀直入，一战成功。而葛根汤证，头项强痛，下连于背，牵动不宁，只是风寒伤于筋。无汗而恶风，病在表，若表病而兼下利，是表实里虚矣，然几几更甚于项强，而无汗为表实证，但脉浮不紧，属于桂枝汤证，故予桂枝方加麻黄倍葛根，是小变麻、桂之法也。

葛根汤常用于感冒早期。我有一个男性朋友王某，春季因穿衣服较少，外出活动 2 小时后，感腰部、下肢冷，出现头痛、腰痛，发热 38℃，怕冷，口中和，脉浮弦紧。我予以葛根汤加味，处方如下：葛根 60g，麻黄 3g，桂枝 10g，白芍 10g，当归 30g，秦艽 10g，甘草 7g。共 2 剂。服用 1 剂后，症状基本缓解，再剂痊愈。但患者吃第 2 剂后出现了 2 次腹泻，我问其感受，其述喝药后头脑清晰明亮。感冒早期，无论是小儿还是大人，我首选用葛根汤治疗。风寒外感，病变的部位在太阳膀胱经，在皮毛层或肌肉层，此时用葛根汤最合适。而外寒已经深入骨头层，位置深，病情重，则选用麻黄汤。

葛根味甘气凉，能起阴气而作汗，开腠理而解表，故以为君；寒热俱轻，桂、芍俱减；麻黄助桂、姜以开表；大枣助甘、芍以调内。故用以治表实，而表解里自和，下利必愈。葛根禀气轻风清，而赋体厚重，轻以去实，重以镇动，厚以固里。故在临证中当根据虚实来决定葛根的用量：体壮脉实者，葛根可以用 50～100g；体弱脉虚者，当用煨葛根 10g。

3. 学生提问：老师您对经方脉证是如何把握的？

徐师答疑：仲景在《伤寒论》中，每一篇首皆以脉冠名，比如"辨太阳病脉证并治"。脉浮，邪气在表，可发汗而愈；阳明脉大为邪热在里，可清热而解；少阳脉弦细，邪气在半表半里，可以和解之。通过脉象可知邪气之表里与盛衰。《伤寒论》第 51 条言："脉浮而数者，可发汗，宜麻黄汤。"我们一般诊断浮数脉为风热，应该选银翘散，而仲景则选用麻黄汤。我们临证时发现，当患者感冒初起时，并不会见到浮脉，反而往往见沉脉，当病情进一步发展时，脉象由沉慢慢转为浮而且兼紧象，以后发展可以是浮数，此时可以理解为正气来复，可以一汗而解。如果此时出现口干等少阳证，也可在麻黄汤基础上加知母、天花粉等。

本案患者脉诊浮滑上冲，表现外有表邪，里有湿热内蕴，有痰热上冲之势，故在原基础上加龙骨、牡蛎以化痰降冲，若冲脉盛当再加代赭石、灵磁石。方中葛根、桂枝、当归升阳，黄芩、黄连、龙骨、牡蛎降逆，这种升降并用之法体现了遣药的灵活性，用药之秘在于：病在下应知当升，病在上须晓宜降，欲降之必先升之，欲使升之必先降之，非纯升纯降之用，当使升中有降，降中有升，升降并用，以复脏腑之常也。

【思维扩展】

1. 葛根类方区别

葛根汤类方主要有葛根汤、葛根芩连汤、葛根加半夏汤。葛根汤主要是治上，升阳，壮督，太阳病为主；而葛根芩连汤主要治下，太阳阳明合病；葛根加半夏汤主治太阳阳明合病气机上逆。

2. 医案精选

（1）葛根汤医案（选自《经方实验录》）

师曰：予昔在西门内中医专校授课，无暇为人治病，故出诊之日常少。光华眼镜公司有袁姓少年，其岁八月，卧病四五日，昏不知人。其兄欲送之归，延予诊视以决之。余往诊，日将暮。病者卧榻在楼上，悄无声息。余就病榻询之，形无寒热，项背痛，不能自转侧。诊其脉，右三部弦紧而浮，左三部不见浮象，按之则紧，心虽知为太阳伤寒，而左脉不类。时其兄赴楼下取火，少顷至。予曰：乃弟沉溺于酒色者乎？其兄曰：否，唯春间在汕头一月，闻颇荒唐，宿某妓家，挥金且甚巨。予曰：此其是矣。今按其左脉不浮，是阴分不足，不能外应太阳也。然其舌苔必抽心，视之，果然。予用：

葛根（二钱）　桂枝（一钱）　麻黄（八分）　白芍（二钱）

炙草（一钱）　红枣（五枚）　生姜（三片）

予微语其兄曰：服后，微汗出，则愈。若不汗，则非予所敢知也。临行，予又恐其阴液不足，不能达汗于表，令其药中加粳米一酒杯，遂返寓。明早，其兄来，求复诊。予往应之，六脉俱和。询之，病者曰：五日不曾熟睡，昨服药得微汗，不觉睡去。比醒时体甚舒展，亦不知病于何时去也。随请开调理方。予曰：不须也，静养二三日足矣。闻其人七日后，即往汉口经商云。

《素问·金匮真言论》曰："夫精者，身之本也。故藏于精者，春不病温。"《生气通天论》曰："冬伤于寒，春必病温。"此数语也，凡习中医者类能道之。然而议论纷纷，每悖经旨。佐景不敏，请以本案袁姓少年病为《内经》之注释可也。简言之，袁姓少年宿妓荒唐，不藏于精，故生温病。治之以葛根汤，应手而起者，以葛根汤为温病之主方故也。夫精者，津之聚于一处者也；津者，精之散于周身者也。故精与津原属一而二、二而一之物。其人平日既不藏精，即是津液先伤，及其外受邪风之侵，乃不为太阳中风，亦不为太阳伤寒，而独为太阳温病，乃不宜乎桂枝汤，亦不宜乎麻黄汤，而独宜乎葛根汤。此《内经》《伤寒》之可以通释者也。

（2）葛根芩连汤医案（选自《经方实验录》）

● 孙（宝宝 住厅西路）

初诊：满舌生疮，环唇纹裂，不能吮饮，饮则痛哭，身热，溲少，脉洪而数，常烦躁不安，大便自可，拟葛根芩连汤加味。

> 粉葛根（四钱） 淡黄芩（钱半） 小川连（六分） 生甘草（三钱）
> 灯心（三扎） 活芦根（一尺）

佐景按：孙君维翰，友人也。其小公子未二龄，甚活泼可爱，体肥硕，肖其父。每患微恙，余必愈之。顾以事繁，常无暇面诊，有时仅凭孙君之陈述而疏方焉。一日，孙君又言其孩身热、咳嗽、口渴、不安云云，当遥拟辛凉轻剂与之。服之二日，不差反剧。谓口舌生疮矣。当请面诊，允之。细察之下，乃知本为葛根汤证，今乃化热进而为葛根芩连汤证矣。葛根汤证何以化热变剧？盖辛凉轻剂不胜重任故也。孙孩服此之后，将一剂而愈乎？曰：不然。次日，其病不增不减，仅维原状而已。何以故？盖药量不足故也，尤以黄连之量殊轻，随俗浮沉，我病不能自拔。

二诊：口疮，投葛根芩连汤，不见大效，宜进一步，合承气法。

粉葛根（四钱）　　细川连（八分）　　生川军（二钱）
生甘草（三钱）　　淡黄芩（钱半）　　枳实（钱半）
玄明粉（钱半，分冲）

佐景按：又次日，孙君来告，此方之效乃无出其右，服后一小时许，能饮水而不作痛状，夜寐甚安。越宿醒来，舌疮大退，肯吮乳。嘱减量再服，遂愈。乃知大黄内服，却胜冰硼外搽，因此散我固曾用于二三日前也。

葛根汤证化热，为葛根芩连汤证，葛根芩连汤证化热，则为承气汤证。我因失治缓治于先，故补治急治于后，不待其大便闭结，而审其即将闭结，预用硝黄以图之，此急治补治之说也。然设使我能及时重用葛根芩连，又何需乎硝黄？我能及时重用葛根汤，又何需乎芩连？溯本穷源，为医者不当若是乎？

（3）葛根加半夏汤医案（选自《朱木通经方医案》）

八岁女孩颜某某（其父颜某），二日前突然发热恶寒、猛烈头痛、后脑筋强直、剧烈呕吐，吐时自汗出。急就诊于某小儿科，第二日转某小儿科，皆诊为脑膜炎，嘱其入嘉义病院应急。然颜氏前年因一男孩也患脑膜炎而死于嘉义病院，余悸未尽，故不敢贸然入院。是为1956年6月2日夜晚初诊，患儿体格营养俱佳，热度仅三十八度左右，唯头痛项强、呕吐不止等最为可怕，诊之，脉浮而紧，于是依据《伤寒论》太阳篇的原则投以葛根加半夏汤，一剂呕吐止、头痛愈、热退。翌日往诊时患儿已在室外玩耍，此时犹有微热、口渴、尿利减少。遂转用五苓散二剂，于是全治。

按：患者在初诊时邪犹在太阳，以后脑筋强直及呕吐不止为目标，投以葛根加半夏汤，理由即"太阳病，项背强几几，无汗恶风者，葛根汤主之"及"太阳与阳明合病，不下利，但呕者，葛根加半夏汤主之"。因此方证符合，一剂表证则解。

翌日，表证既解，脑症状既除，反而口渴、微热、小便不利，即该当于《伤寒论》之所谓"中风发热，六七日不解而烦，有表里证，渴欲饮水"及"太阳病，发汗后，大汗出，胃中干，烦躁不得眠，欲得饮水者，少少与饮之，令胃气和则愈。若脉浮、小便不利、微热消渴者，五苓散主之"。

以上的经过三剂，一切皆依据《伤寒论》原则，所以能够收预期的效果，因此认识"证"的中心，病名可以不必认真也。

第四讲

阴阳水火，以土治水，推陈出新

导语：水病发热之机，水火不济，水从火发。地气上为云、天气下为雨，水湿停聚则相火不得潜藏，反作蒸腾发热。故久郁之水反能化热，治水当仿大禹治水"疏浚"而非"堵截"之智，斡旋气机，化气行水，阳光普照，阴霾自散。

2023年7月，一位中年女性进入诊室，代其母亲来求诊。她平静地说："老师，听说您水平很高，我这里有位疑难病患者想麻烦您帮忙会诊一下，您看可以吗？"我微笑地点点头，示意其继续说下去。她接着说："我母亲95岁了，已发高烧5个月了，老人因老年痴呆住院，一直处于植物状态，5个月前出现不明原因高热伴抽搐状态，经各项理化检查发现卵巢肿瘤指标CA125（癌胚抗原125）55U/mL，血肌酐180μmol/L，经西医专家会诊，考虑可能为卵巢肿瘤。但因其年岁已高，又是植物状态，只能保守治疗，每天以冰块物理降温，已经请了数名专家会诊，吃了数十剂中药，皆无果而终。我听说您近日在辽宁沈阳出诊，想问您能否去医院床边会诊，非常感激您。"我说："这个病非常疑难，我只能试一试，以观后效。"

那是7月的一个下午，天气炎热，我满头大汗地走进医院，医院主任与院长早早在门口等候。我走进病房，主治医生汇报病情如下：患者每天发热，体温39~40℃，经常抽搐手抖，理化检查结果提示无炎症，白蛋白偏低，肿瘤指标异常。患者每天输营养液维持生命体征，高热时予布洛芬退热，低热时给予冰袋冷敷，抽搐时予镇静剂。

我视之，患者平卧在病床，无欲状态，头上盖有冰袋，两手时有痉挛震颤，鼻腔插氧气管，不能饮食，双下肢重度浮肿。察其舌脉，舌苔白厚而腻，脉弦滑上冲，两尺弱。

此患者的临证要点如下：

（1）患者高龄，高热5个月，神志昏迷。

（2）双下肢重度浮肿，两手时有痉挛、抽搐。

（3）舌苔白厚而腻，脉弦滑上冲，两尺弱。

这个患者从六经来辨是表证还是里证，是寒证还是热证，是虚证还是实证抑或是虚实夹杂，值得我们认真思考。

此时我想起了《伤寒论》真武汤的两个条文。

第82条："太阳病发汗，汗出不解，其人仍发热，心下悸，头眩，身𥈭动，振振欲擗地者，真武汤主之。"本条原文有几个关键点：第一，"太阳病，发汗后，仍然发热"，太阳病表证一般用汗法，如果汗后热并未解，要么过汗伤阳，水饮内停，要么表邪内陷。第二，"心慌、气短、头晕"，最常见乃水饮上冲所致，我总结桂枝、茯苓为定悸之要药。第三，"身体颤动，站立不稳，随时可能摔倒在地"。此时有两种情况：一种为肾精亏虚，精虚则脑转耳鸣；另一种为水饮激荡，上冲所致。第四，"用真武汤治疗发热"，一般来说，发热皆以麻桂剂为主，或以柴胡剂主之，用真武汤治疗甚少，只有仲景一人也。按我的理解，麻桂来发汗解表，使气能化水、津液归道、气津流畅；用真武汤发汗解表则为水能化气、通调水道、下属膀胱。正如叶天士所说："通阳不在温，而在利小便。"

第316条："少阴病，二三日不已，至四五日，腹痛，小便不利，四肢沉重疼痛，自下利者，此为有水气，其人或咳，或小便利，或下利，或呕者，真武汤主之。"本条关键点有两点。第一点，"腹痛，小便不利，四肢沉重疼痛，自下利者"，此为水气病。水气病有两种，一为中焦水饮内停，苓桂术甘汤证；二为水蓄下焦膀胱，五苓散证。而此条说的是少阴病的水气病，乃肾阳衰微，气不化水，阴寒内盛，阳虚水泛所致。第二点，或然症众多、多变，"或咳，或小便利，或下利，或呕者"此乃水饮蓄积体内，可上可下，可内可外，变化多端，所致见证种种皆为真武汤所治。

此患者因不明原因高热，西医一直用布洛芬退热治标，久用发汗必伤及阳气，阳气虚导致水饮内停，所以仲景在太阳篇多次阐述水的病变，此患者的症状与仲景真武汤条文非常相似，患者痉挛、抽搐与真武汤之发汗以后热不解，又出现身瞤动、振振欲擗地相似。从六经来辨，此患者既有表证又有里证，既有寒邪夹饮，又有虚中夹实，可辨为太阳少阴合病夹水饮，故选用真武汤加味。

少阴与太阳相表里，少阴为太阳之本，太阳为少阴之标，少阴与太阳俱有水气之证，在阴则水不化气，表现肾寒而邪陷，在阳则气不化水，气郁则化水，荣郁而卫闭。

患者高热属于表，痉挛、抽搐系水饮所作，双下肢水肿，舌苔白腻皆为水气病。根据四诊合参，辨为真武汤证，以真武汤加味。

处方如下：

制附子 30g　　白术 60g　　茯苓 60g　　生姜 15g

猪苓 20g　　泽泻 10g　　金银花 60g

共 3 剂。浓煎成 100mL，分 2 次温服。

二诊：患者药尽 2 剂，已无发热；3 剂后水肿消失，无抽搐，继予附子汤善后。

此处用金银花之意在于花类可升发透散，用大量金银花目的是发汗、透邪。金银花味甘性温，无毒，入心、脾、肺、肝、肾五脏。一者，此乃消毒之神品。未成毒则散，已成毒则消。将死者可生，坏者可转。痈疽、发背必以此药为夺命之丹。二者，用其解毒必须重用，金银花最大量可以用 250g。用其治疗背痈之毒，外虽小而内实大，故用重剂解毒而不耗气血。三者，败毒之药以金银花为冠，无论初起、出脓还是变证，均可用金银花起死回生。四者，对于不明原因的肿胀、瘀血作痛皆可重用。五者，金银花善于补阴，少用则补多于攻，多用则攻胜于补。六者，痈疽势急，金银花力专气猛，为急症急治。七者，阴阳痈毒皆可用此法。痈毒之初生，其身必疼痛而欲死，当痈毒溃脓，其头必昏眩而不能举，痈毒收口其口必黑暗而不能起服，阳证之痈毒可用金银花；阴证之痈毒，初生，背必如山之重，溃脓必如火焚，收口肉必如刀之割服，阴证无大变可用金银花。

【辨证解惑】

1. 学生提问：老师好！我很好奇，水病怎么会引起发热？请您分析一下。

徐师答疑：这个问题问得非常好，首先需要理解中医的基本问题——水与火的关系。

在生理情况下，肾为水火之宅，元阴元阳之所舍，先天之元气之所，元阳为先天之真火，元阴为先天之真水。真阴是水，真阳是火，真阳之火养于阴水之中，可让肾水不寒。正常生理状态下，少阴为枢，为水火之脏，与手少阴心经相合，水上火降，水火既济。

在病理状态下，水火之变或太过，或不及，太过则为亢为害，火旺则水亏，水旺则火衰。

临床中常见水病与火病，水之有余缘由真火不足，火之有余大多水之不足。在治疗上并不是简单地补水与泻火。比如阳虚之证，表现为虚寒证，水有余，当温补阳气，补火同时要补水，这样才能水火相济。而阴虚之人常出现虚热，火之有余，当滋补肾水，补水配火，阴阳相调。这就是我们常用的水火相济法。治疗之法当壮水制火、水中取火之法从阴引阳，或益火之源，益火消阴，火中取水之法从阳引阴。

正如《伤寒论》太阳篇第81条所云："太阳病发汗，汗出不解，其人仍发热，心下悸，头眩，身瞤动，振振欲擗地者，真武汤主之。"我之理解，太阳阳微，不能卫外而为固，少阴阴虚，不能藏精而起呕。外邪内陷少阴与水结，水从火发，若肾火归原，水气自然下降，热因此而解。

而真武汤乃少阴病之主方。真武者，北方司水之神，以此名为方，以镇水之义。人身之水，其制在脾，其主在肾，肾为胃之关也，故聚水而从其类。肾阳虚衰，肾之关门不开，脾之治失责，水无所治。而少阴病最为突出的病理是从阴化寒，从寒化水，根据阴阳理论，阳气是人体生命之主宰，有阳则生，无阳则死，故少阴病死证最多。少阴属心肾两脏，统水火之气。心主血脉、神明；肾主藏精，为"水火之脏，先天之本"。心肾相交，水火相济，就能保持人体的正常生理状态。而少阴病以脉微细、但欲寐为提纲，肾阳阳气衰微则脉微，心阴血虚少则脉细，若肾阳衰微，气不化水，则阴寒内盛，水气为患。由于水气散漫，或聚或散，或上或下。气不化水，水不下行，泛于上则头眩咳呕，动于中则腹痛心下悸，趋于下则小便不利，水气外盛则四肢沉重疼痛，或身瞤动而振振欲擗地。

真武汤能化气行水，用之一振，阴霾之气自散，阳光普照，何病之有？

2. 学生提问：太阳病有苓桂剂、五苓散、真武汤，为什么太阳病篇水气病这么多呢？

徐师答疑：首先，太阳为寒水之脏，气能化水，当外寒闭阻之后，肺气不能通调水道，下输膀胱，故太阳病中水气病多见；其次，太阳病过汗伤阳，造成水湿痰饮潴留，遂导致水气病多见。

心阳主一身之阳，太阳卫外功能依赖心火的温煦，太阳经的表及太阳府的里均依赖心阳。太阳主表，为心君之藩篱，风寒初感，先犯边境，当以发汗，君火之阳温煦则寒水之邪自散，故太阳伤寒发汗为第一要义；若心火不足则肾液输于心下，不能入心为汗，又不能下输膀胱，故心下有水气也，因此利水为治疗太阳伤寒的第二要义。

仲景治疗水气病主要从上中下三焦来分消：上焦水饮，出现干呕、咳嗽、水入即吐，用发汗的方法，方用小青龙、五苓散等；中焦水饮，出现心下痞硬，用逐水之剂，方用十枣汤、大陷胸汤等；水饮在下焦，出现小便不利，用桂枝去桂加茯苓白术汤等。

3. 学生提问：真武汤症状中有心悸的描述，为什么伤寒心病这么多？

徐师答疑：心为君主，寒邪为贼，君火不足，寒气得以伤之。寒邪有两种，有形寒伤肌表，也有内寒饮冷伤脏腑。心主一身之阳，误汗伤阳，故多见心病；太阳病失汗太多，导致寒结热郁水停，如初服桂枝汤而反烦，解半日而复烦，大青龙之烦躁，小青龙之水气，十枣汤、泻心汤之心下痞硬，白虎汤、五苓散之燥渴心烦，妄治后出现叉手自冒心，皆为太阳病误汗之后导致水气、寒热之邪犯于上焦。阳明有烦悸、支结，太阴之暴烦，少阴之温温欲吐，厥阴之气上撞心、心中疼热等，六经均能导致心病。

4. 学生提问：真武汤与麻黄细辛附子汤皆可治疗太阳少阴合病，皆可治疗发热，而这两者该如何来选择？

徐师答疑：关于水气病，从临床症状看，不少是因外感失于发散，或遭凉抑，或病未去而误补过早，或汗出入水，或汗出当风，都能使由内向外四布的水气不得布，随之邪气内陷导致本病。兼太阳证而身肢肿，膀胱水道不利而尿不通，病及太阳之里，水气侵心而心悸；而血压增高亦与水并血脉的病机有关。

阴水盛而阳不振，水又不散。仲景治太阳病水气，有温散发汗而病解者，是邪随太阳之表气通而水自散；有发汗而汗不出，反小便畅通而解者，是利小便以通太阳之府而水亦散。太阳病主要是外感病，又每因外寒不解引起全身津液不能布而成水病，本症即其中之一。因此，很多不明原因的内科杂病应追由外感所致，兴盛于内，仍不离从外解为正治。

真武汤与麻黄细辛附子汤皆可治疗太阳少阴合病，可从如下几点来鉴别。

症状方面，真武汤典型症状为头眩、失眠、心悸、咳喘、呕逆、腹痛、下利水肿、尿少。典型舌是舌淡胖，非典型舌是舌淡舌紫。苔一般是白或白腻。

典型的脉是沉弦，其次是尺脉沉细紧，或脉弱。麻黄细辛附子汤典型症状为发热、头晕、咳嗽、哮喘、腰痛。舌淡胖有齿痕，脉右寸弱。

　　在治疗水气方面，麻黄细辛附子汤可以理解为治少阴阴邪之水气外盛，真武汤可以理解为治少阴阴邪之水气内外俱盛。真武汤治少阴水气，仲景原方重用生姜一倍以上，可见真武汤重在横散肌肉，支配全身水气外散，同时也不离借太阳之开为出路转机。

第五讲

阴阳视角，表里层次之秘

导语：高热斑疹久羁当思"阴阳毒"之机变。素体阳虚者，太阳表邪乘虚内陷少阴血分，如寒冰凝火，郁而不透达。需知治毒非必苦寒直折，阳虚毒伏，一法温托乃是透邪妙法，二法为调和营卫法，阴阳相济、阴阳调和方为破局关键。拨云见日，阳气振而伏邪方出，斑疹得透而热自退。

2024 年 6 月 29 日，我正在出诊，一位体型瘦高、面色㿠白的男性患者推门进入，来诊室求诊。患者姓邹，今年 53 岁，一进诊室就说："医生好！麻烦您给我治治身体上的斑点吧。"我示意他坐下来说，他描述病情如下：他在 2023 年 12 月 13 日突然出现发热，体温最高 39.5℃，次日去检查发现新型冠状病毒抗原检测呈阳性，自行服用抗炎药后，体温恢复正常，5 天后又出现鼻塞，自用外用药，效不佳，且逐渐加重，呼吸受阻影响睡眠，每天仅能睡 1 小时左右。在某三级甲等西医院诊断为鼻中隔偏曲，鼻窦炎，并行鼻中隔偏曲手术治疗。术后 5 天，又出现低热，体温在 37.4～37.9℃，伴有周身泛发性红色皮疹，无瘙痒，先后两次住院治疗，未查明病因，应用抗生素治疗 7 天后症状无缓解，低热有加重趋势。多次请中医科会诊，喝汤药仍不缓解，双上肢及下肢皮疹至今不退，经同事介绍，这才求诊于我。我让其站起，观察一下他全身皮疹情况。他的皮疹以胸腹部及四肢内侧为著，颜色淡红，伴低热，身体周身疼痛，膝关节痛，下蹲困难，疼痛影响睡眠，口中和，纳可，入睡困难，大便干燥，小便正常，时有汗出，手足冷。察其舌脉，舌质淡体胖大，苔白腻，寸脉浮、尺脉弱。

归纳患者四诊信息如下：

（1）体型瘦高，面色㿠白。

（2）新冠病毒感染后期，低热。

（3）周身关节疼痛，时有汗出，手足冷。

（4）口中和，入睡困难，便干。

（5）胸腹部及四肢内侧皮疹，颜色淡红。

（6）舌淡胖苔白腻，寸脉浮，尺脉弱。

当患者诉说完之后，在我脑海中出现了《伤寒论》里两个重要的条文。

《伤寒论》第20条曰："太阳病，发汗，遂漏不止，其人恶风，小便难，四肢微急，难以屈伸者，桂枝加附子汤主之。"这里有几个关键点值得我们注意。

第一，"太阳病，发汗，遂漏不止"。如果是太阳病，那一定有表证，可表现为发热、头痛、关节痛、腰痛等，此时当以麻黄汤来发汗，如果发汗太过当以桂枝汤救之。汗法当中病即止，若发汗过度，则可出现汗出不止的症状。古人云"大汗伤阳"，这种汗大多为冷汗。在临床中我经常见到患者来治疗汗证，有的是服用大青龙汤之后出现，有的是服用麻黄汤后出现，这种汗摸上去是冷的，故为阳虚之汗。临床中还有另外一些汗出异常的情况，如头汗出，动则汗出，手足汗多，夜间出汗，特别是夜间汗出的患者，要警惕肿瘤的可能。对于汗，我们首先要注意区分寒热，一般来说，冷汗为寒，热汗为热，像条文所说，一直出汗不止，大多为冷汗、寒汗或漏汗。如果汗出太多，要注意防止亡阳。接着还要辨汗的虚实，通过脉来定虚实，比如脉来有力者为实，脉来无力者为虚。

第二，"恶风，小便难"。汗出后，恶风，为表虚，一般是桂枝汤证，汗与小便同为津液，津液从鬼门毛孔而出，故小便少。

第三，"四肢微急，难以屈伸"。这个关键词提到了四肢微急，难以屈伸，表现为四肢拘急不舒，伸展不能，或拘急疼痛。其本质的原因为，气津两虚，筋脉失养，阳气不达肢末则寒气侵入，故出现筋急，四肢不利。

《伤寒论》第305条曰："少阴病，身体痛，手足寒，骨节痛，脉沉者，附子汤主之。"这里也有几个关键点值得我们注意。

第一，少阴病之特点是脉微细，但欲寐。治疗以四逆辈也。

第二，"身体痛""骨节痛"。这里我们在学习时可以与麻黄汤证相鉴别。麻黄汤证身体疼痛，骨节疼痛，但手足不一定寒，人发热的时候手足会寒，汗出之后，手足会热，麻黄汤脉证是浮紧或浮数；而少阴病，身体疼痛，骨节疼痛，手足一直是寒凉的，附子汤脉证为沉，可以是沉细、沉弱、沉微。

本案中，患者急切需要解决斑的问题，斑要辨阴斑、阳斑。

阳证发斑有两种表现：一种发斑表浅，颜色鲜红，松浮于表面；另一种发斑较深，颜色紫赤稠密，坚束有根。阳性的皮疹一般在头面、四肢阳侧、后背部，同时伴有发热、咽喉肿痛、口渴冷饮、便秘、溲赤、舌质红苔黄等症状。阳斑一般见于伤寒表证，或者伏气热病，为阳证、热证、实证。

阴证发斑表现斑点隐隐而稀，色多淡红，或淡灰，或夹白。皮疹见于四肢阴侧、腹部，同时伴有四肢厥冷、神倦、少气懒言、便溏、舌淡苔白腻等症状。阴斑多见于内伤夹外感证，或者虚证、寒证。

此证当与《金匮要略·百合狐惑阴阳毒病脉证治》中提到的阴阳毒相鉴别。阳毒，系热毒侵入血分。其病因病机可因其急缓程度之不同而有所异，急性者，常因血分热甚出现发热，面赤斑斑如锦纹，咽喉痛，病属于阳，则为阳毒。而阴毒者，乃阴血受寒之阴，血凝不散，故为阴毒。《金匮要略》对阴阳毒的临床症状进行了具体描述："阳毒之为病，面赤斑斑如锦文，咽喉痛，唾脓血。阴毒之为病，面目青，身痛如被杖，咽喉痛。"后世医家对本病多有发挥，如《脉经》说："阳毒之为病，身重腰背痛，烦闷不安，狂言或走，见鬼，或吐血下利，其脉浮大数，面赤斑斑如锦纹，咽喉痛，吐脓血。阴毒之为病，身重背强，腹中绞痛，咽喉不利，毒气攻心，心下坚强，短气不得息，呕逆，唇青面黑，四肢厥冷，其脉沉细紧数，身如被打。"尤在泾也言："毒者，邪气蕴蓄不解之谓，阳毒非必极热，阴毒非必极寒，邪在阳者，为阳毒，邪在阴者，为阴毒。"治疗此病，当采用"火郁发之"的治疗原则，在内清热毒的同时可因势利导，顺应火性炎上之势，以发散之法透邪外出。多年来，中医界未能实指"阴阳毒"为何病，有些观点认为其是一类传染病。

本案该患病从感染新冠病毒而起，但治疗却未从此入手，主要原因是升麻鳖甲汤治疗阳斑入血分，而本例患者从斑起部位、性质和色泽上看为阴斑，以表邪内陷少阴为主，并不属于阴毒的范畴，故治疗方药不同。

这个患者的皮疹以胸腹部及四肢内侧为著，且皮疹反复发作、颜色淡红，属于阴斑的范畴。《温热类编·伏阴》载："阴斑者，因内有伏寒或误进寒凉逼其虚阳浮散于外。见于胸背手足，斑点稀疏、色淡红，隐而不显，或仅胸部微见数点，伴手足逆冷，口不甚渴，下利清谷，舌苔白滑或舌胖、苔黑滑，脉虚大或沉微，治宜温阳散寒。"

提到阴斑的治疗，我们可以参考《黄帝内经》病机十九条之"诸痛痒疮，皆属于心"。我认为，"诸痛"指各种疼痛，"痒"即皮肤瘙痒，"疮"即皮肤生疮。为什么"诸痛痒疮，皆属于心"？心属火，疼痛、疮痒属于火（热）者居多，正如张介宾所言："热甚则疮痛，热微则疮痒，心属火，其化热，故疮疡皆属于心也。"任何现象皆有阴阳两个方面，比如手心与手背，一个阴面一个阳面。心火可以导致诸痛疮疡，这个证属于实证、热证，火的另一面是寒，当心阳不足的时候，同样产生诸痛疮疡，属于虚证、寒证。心火暴盛，可以表现为出血、狂证、高血压及皮肤诸痛疮疡证，治疗当用三黄泻心汤以苦寒折之。而心阳不足，可以表现为心慌、心悸、乏力，以及诸痛疮疡，形成阴疮、阴斑等，治疗当用桂枝汤，有助阳化气、温通经脉、解肌祛风、调和营卫之功，尤其能温通心阳，阳虚甚者加附子以固肾。

回到此案，本案患者体型瘦长、面色㿠白，是典型的桂枝体质，属于虚证、寒证；发热，周身关节疼痛，归属于太阳病，考虑桂枝汤证；患者口中和，无明显干、热、苦之象，暂不考虑少阳病、阳明病和厥阴病；入睡困难，便干，属于营卫不和，阳不入阴。患者的皮疹见于胸腹部及四肢内侧，且颜色淡红，属于阴证、寒证，也可以诊断为邪在太阳内陷少阴；而患者舌淡胖苔白腻，代表寒湿证，寸脉浮印证桂枝证，尺脉弱印证附子证。

这个患者的核心病机为素体阳虚导致太阳之邪内陷少阴血分，故选用桂枝加附子汤，以温托开法透疹外出。

处方如下：

桂枝 10g	生白芍 10g	制附片 7g	苍术 10g
当归 30g	青风藤 10g	豨莶草 10g	鸡血藤 20g
海风藤 10g	五味子 10g	酸枣仁 30g	蝉蜕 10g
甘草 7g	秦艽 6g	生姜 10g	大枣 10g

共 14 剂。每剂药泡 2 小时后煎煮成 400mL，每日 2 次。

7 月 17 日二诊，患者非常高兴地说："大夫，您的药非常好，我服了 2 周汤药，发热及浑身疼痛改善明显，腿部轻松，膝关节疼痛消失，周身皮疹也消失大半，但是睡眠仍然不好。"我察其舌脉，舌淡苔白，脉较前有力。上方去附子、青风藤、海风藤、豨莶草、秦艽、苍术、五味子、鸡血藤，加茜草、乌贼骨、紫草、大青叶、龙骨、牡蛎，用茜草凉血活血，紫草凉血活血、解毒透疹，大青叶清热凉血，乌贼骨收湿敛疮，龙骨、牡蛎重镇安神。此方相当于以桂枝汤合四乌鲗骨一芦茹丸加味，具体方药如下：

桂枝 10g	生白芍 10g	当归 30g	紫草 10g
茜草 10g	乌贼骨 10g	大青叶 10g	蝉蜕 10g
龙骨 30g	牡蛎 30g	酸枣仁 20g	甘草 7g
生姜 10g	大枣 10g		

共 14 剂。煎服方法同前。

7月29日三诊，患者十分激动，皮疹基本消失，无其他不适。嘱继续原方巩固治疗。

【辨证解惑】

1.学生提问：老师好！您用桂枝加附子汤证治疗本病，与仲景的桂枝加附子汤的条文并不相符，请谈谈您对此方的理解以及其加减法。

徐师答疑：关于桂枝加附子汤，我们可以理解为桂枝汤证与附子证。

桂枝汤是《伤寒论》的第一首方剂，历代医家皆把桂枝汤看作天下第一方，如柯韵伯说："此方为仲景群方之冠，乃滋阴和阳，解肌发汗，调和荣卫之第一方也。凡中风，伤寒，杂病，脉浮弱，汗自出而表不解者，咸得而主之；其他但见一二证即是，不必悉具矣。"此患者面色㿠白，这一个证即可以断为太阳病，用桂枝汤治疗。古人云：有一分恶寒，便有一分表证。此患者发热5个月之久，据我之临床经验，凡是发热久者，皆是邪气内陷少阳、少阴所致。正气无力抗邪，致邪气久留少阳和少阴，有的患者表现口干、口苦，有的则表现畏寒肢冷、便溏等。在少阳者，可以使用柴胡桂枝汤；在少阴者，可以选用麻黄细辛附子汤或桂枝加附子汤。面对这种情况，开太阳之门，温少阴之寒，可快速驱邪外出。

关于附子证，口中和者即可以使用。仲景在《伤寒论》少阴篇提纲中提到"脉微细，但欲寐"，所以历代医家皆把脉微细作为附子的脉证。我认为，凡临床见到脉寸脉浮，尺脉弱，皆可用附子；寸关尺浮大、浮洪、浮数，沉取无力者，也可加附子。

仲景的桂枝加附子汤条文言："太阳病，发汗，遂漏不止，其人恶风，小便难，四肢微急，难以屈伸者，桂枝加附子汤主之。"这个条文主要描述太阳病发汗后出现汗出不止、四肢关节拘急等症状，而本案患者并没有汗出不止的症状，为何选用桂枝加附子汤作为基础方呢？因为两者有共同的病机，即太阳少阴合病，故选桂枝加附子汤作为基础方。

从患者体型瘦长、面色㿠白、关节疼痛、发热等症状来看，属于典型的太阳病桂枝证，故选用桂枝汤来温通心阳以化斑，而此患者寸脉浮尺脉弱，这有两层含义：一者，脉浮代表太阳病，尺脉弱代表少阴病；二者，阴虚阳浮证，代表虚阳外越。另外，这种脉象也可定为虚劳证，《金匮要略》云"脉大为劳，脉极虚亦为劳"。在临床中如果见到男子，其脉浮大，手足心热，春夏剧，秋冬差，阴精自出；或见到寸脉浮而迟；或见到脉直上；或脉涩者，特别是寸关涩，代表大虚；若脉缓而大者，皆可诊断为劳病，可用附子温阳固肾。

此患者口中和表明病邪未入少阳、阳明，仍在太阳之表，邪气流注肌表关节，则疼痛难耐，痛剧则烦扰不宁，湿为阴邪，阻滞气血运行，即全身尽痛，痛剧而烦，甚至转侧艰难，活动障碍。其病因病机为风寒湿袭表，寒为阴邪，寒性凝滞，寒胜则痛；湿邪易伤阳气，且重浊黏滞，病迁延不愈；同时风湿之邪痹阻经络，不通则痛。因此，临床症状多见全身肌肉或关节疼痛，痛剧而持久，且活动转侧受限。附子温经复阳、散寒止痛；苍术燥湿健脾以祛湿邪；当归、鸡血藤甘温，入肝经，具有补血活血的功效，肝木畅达以济心火，且"治风先治血，血行风自灭"，故加入活血药可祛风邪；青风藤、海风藤、豨莶草、秦艽具有祛风湿、通经络、止痹痛的功效，与当归、桂枝合用可治疗风寒湿痹、肢节疼痛、屈伸不利等症；五味子敛肺生津止汗；蝉蜕散风宣肺透疹，为治疗风疹瘙痒的常用药；酸枣仁宁心安神；甘草调和诸药。诸药共奏温阳散寒、祛风透疹、活血止痛、宁心安神之功。

2.学生提问：老师，医案中对于发热的治疗思路让人深受启发，请您讲讲发热的治疗经验。

徐师答疑：发热在临床中非常常见，是否能用纯中医法治好发热是衡量一位中医医生基本功的准则之一。六经辨证为我们治疗发热的尖端武器。古人云："治外感如将，治内伤如相。"外感病很急，我们要像大将一样，善于决断，才能化危机于顷刻之间。

治疗发热，我们首先要辨脉。从仲景脉法来看：太阳脉浮、少阳脉弦、阳明脉大、太阴脉濡、少阴脉细、厥阴脉微，根据脉来定六经。

发热在临床中有几种情况。

第一种情况，太阳少阳合病，既有表寒证，又有往来寒热、口苦咽干脉弦的少阳证，用柴胡桂枝汤。第二种情况，典型的少阳证，主要是咽炎、扁桃体炎，以咽喉肿痛为主要症状的也比较多见，用小柴胡汤加桔梗、甘草。第三种情况，少阳阳明合病，表现口干、口苦、恶心、呕吐、腹胀便秘伴有发热，用大柴胡汤。第四种情况，太阴阳明两感于寒，阳明感寒一般表现为口干、口渴、大便干结，用防风通圣丸；如果太阴感寒表现头痛、发热、腹胀、便稀的，用五积散。第五种情况，太少两感证，此种情况最常见，既有太阳表证又有少阴证，用麻黄细辛附子汤。第六种情况，乃肿瘤发热，最为难治，肿瘤发热多表现为外假热、内真寒，或局部热、全身寒，同时夹杂痰、瘀等病理产物在一起，脉象大多沉细。古人说：有一分恶寒，便有一分表证。这个寒是恶寒、发热，是表。表证要区分是表阴证还是表阳证，表阴证为麻黄细辛附子汤，表阳证为桂枝汤，若不伴有口渴、口苦，则选方四逆辈也。第七种情况，三阳合病。既有恶寒发热的症状，又有口苦不能食、恶心呕吐、高热、渴欲饮水的症状，三阳合病取之于少阳，予柴葛解肌汤。

下面我举两个医案。

- 病案一
- 孟某，女，23岁。2023年5月1日来诊。
- 刻诊：高热2日，体温最高40℃。恶寒，汗多，口干，口苦，咽喉疼痛，大便稀，舌苔白腻，脉左关弦滑，右关沉弱。

处方如下：

柴胡 24g	桂枝 10g	干姜 3g	黄芩 9g
天花粉 10g	牡蛎 30g	麻黄 3g	附子 7g
细辛 3g	生石膏 60g	炮姜 10g	白芷 10g
芦根 20g	白茅根 20g	白芍 20g	甘草 6g
生姜 3g	大枣 5g		

共 2 剂。水煎服，每日 2 次。

5 月 3 日复诊：无发热，体温正常，咽喉疼痛，口干，大便稀，舌苔白腻，脉沉弱。

处方如下：

麻黄 2g	附子 5g	细辛 3g	薄荷 3g
蝉蜕 6g	僵蚕 6g	防风 6g	炮姜 10g
五味子 10g	枇杷叶 15g	生姜 3g	大枣 5g

共 2 剂。水煎服，每日 2 次。

按语：此患者脉沉弱，病位在三阴；口干、咽痛、高热，在少阳；有大便稀，从抓主证的角度考虑是柴胡桂枝干姜汤证；持续恶寒、发热，脉沉弱是太少两感。诊断为太阳少阳少阴合病，以柴胡桂枝干姜汤合麻黄细辛附子汤治疗。吃完 2 剂，已经不烧，病情稳定。

● **病案二**

● 王某，女，27 岁。2019 年 5 月 2 日来诊。

● 刻诊：感冒 2 日，发热，体温最高达 38.7℃。咽痛，有痰，口干，大便可，舌苔薄腻，脉浮弦细滑数，沉取无力。

处方如下：

柴胡 30g	葛根 30g	黄芩 15g	生石膏 60g
芦根 20g	白茅根 20g	羌活 10g	白芷 10g
甘草 6g	白芍 10g	桔梗 10g	生姜 3g
大枣 5g			

共 2 剂。水煎服，每日 2 次。

日服 1 剂后电话告知发热已退。

按：此患者发热，不恶寒，口干、咽痛明显，大便正常，脉浮细弦数但沉取无力。所以从口干、发热、大便正常、脉浮弦细滑等症综合来看，还是考虑三阳合病，以柴葛解肌汤为主。脉沉取无力，后期当考虑加附子。

3. 学生提问：老师，请问您在二诊加龙骨、牡蛎有何用意？

徐师答疑：《伤寒论》第 118 条言："火逆，烧针汗之，因烦躁者，桂枝甘草龙骨牡蛎汤主之。"第 107 条言："伤寒八九日，下之，胸满烦惊，小便不利，谵语，一身尽重，不可转侧者，柴胡加龙骨牡蛎汤主之。"桂枝龙骨牡蛎汤中龙骨和牡蛎的作用是收敛浮越之火，镇固亡阳之机；柴胡加龙骨牡蛎汤中龙骨、牡蛎的作用是收敛神气而镇惊。《神农本草经》对龙骨、牡蛎功效的描述如下：龙骨，气味甘、平，无毒，主心腹鬼疰，精物老魅，咳逆，泄痢脓血，女子漏下，癥瘕坚结，小儿热气惊痫。牡蛎，味咸、平，主伤寒寒热，温疟洒洒，惊恚怒气，除拘缓，鼠瘘，女子带下赤白，久服强骨节。

我总结，龙骨、牡蛎之药证，一则主惊悸；二则收敛元气、固涩滑脱；三则主化痰；四则主癥瘕积聚。在此案中为何用龙骨、牡蛎？我们可以从风引汤中得到启发。《金匮要略》中讲风邪能生万物，也能害万物。江南地区一年四季花草特别美丽，鱼米之乡，风和日丽，跟风特别是暖风有关，而北方像沈阳一到冬天皆为寒风，容易损伤关节、骨骼、心脏等。风邪致病犹如狂风暴雨。治风邪，善治者治皮毛，其次治肌肤，其次治腠理，其次治五脏。例如消化道从口腔到肛门，痔疮、肠风、便毒都跟风邪有直接的关系。我常用风引汤来治疗直肠癌（肠风），疗效颇佳。直肠癌分为两期，直肠癌早期属于肝热下移大肠，引起肠道出血，此时用白头翁汤疗效比较好。而后期手术以后，为防止直肠肿瘤转移，我们从风来治。风引汤里的生石膏、白石脂、赤石脂、龙骨、牡蛎、灵磁石、滑石等，大量的石头把空隙填满，风就没有了。我临床上经常使用此方治疗脑瘤后遗症，脑瘤手术以后经常出现头晕眼花、视觉模糊等。用矿石类药物来治疗，使内外之风不能勾结，故病情不容易反复。

本案患者的皮疹是由于素体阳虚，太阳之邪内陷少阴血分而出现的，用龙骨、牡蛎来收敛、化痰、镇静、祛风，可有效地防止皮疹反复发作。当皮疹消失以后，当仿风引汤之意，以灵磁石来预防病情的反复，其中奥秘在于前二者主镇，后者主潜。

4. 学生提问：老师，这个病案您用四乌鲗骨一芦茹丸有什么用意？

徐师答疑：四乌鲗骨一芦茹丸见于《素问·腹中论》："帝曰：'有病胸胁支满者，妨于食，病至则先闻腥臊臭，出清液，先唾血，四支清，目眩，时时前后血，病名为何，何以得之？'岐伯曰：'病名血枯，此得之年少时，有所大脱血，若醉入房，中气竭，肝伤，故月事衰少不来也。'帝曰：'治之奈何？复以何术？'岐伯曰：'以四乌鲗骨一芦茹丸，二物并合之，丸以雀卵，大小如豆，以五丸为后饭，饮以鲍鱼汁，利肠中，及伤肝也。'"

此方调经血，止血崩，治痛经，疗不孕，祛瘀血，疗外伤，止出血，为临床最常用，用药剂量当以4∶1，即乌贼骨12g，茜草3g。乌贼骨，《神农本草经》云其"主女子赤白漏下，经汁血闭，阴蚀肿痛，寒热癥瘕，无子"。《本草纲目》言其"主女子血枯病，伤肝唾血，下血"。茜草，《名医别录》云其"止血，内崩下血"。《大明本草》言其"止鼻洪尿血，产后血晕，月经不止，带下，扑损瘀血"。《本草纲目》言："（茜草）通经脉，治骨节风痛，活血行血。"二药相配，既能行血通经，又能止血固经。近代医家张锡纯先生常用二药以固涩下焦，此二药为治疗妇科病之要药。我对此方的理解，一为活血祛瘀之剂，但活血之力较弱，通之力甚强；二则善于止血而不留瘀血；三则善补奇经。

第六讲

标本中气，治水当升大气

导语：卵巢癌肝转移致腹水滔天，实为三焦气化崩颓之危候。中轴斡旋失司，枢折枢枯，上不承肺金肃降以通调水道，下不启肾阳蒸腾以化气行水。阴阳互根，气水循环，转运之能，取在中气。一气周流、中气旋转则瘀毒水饮分化，大气一转，其结乃散。

2023 年 3 月 25 日的早上，我在某国医堂坐诊，一位女性老年患者坐着轮椅被家属推入诊室。老人看上去极度消瘦，面色暗黑，眼中疲倦无神。一进门，她儿子就气喘吁吁地说："徐教授您好，总算挂上了您的号了，您是我们家最后的希望。"我示意他坐下慢慢说。原来，这位患者今年 76 岁，2018 年出现不明原因的小腹胀痛，在辽宁某医院被确诊为卵巢癌，并于当年 5 月做了肿瘤切除手术，之后又进行了 28 次化疗。此后病情曾一度好转。但在 2020 年，一次感冒后，她又出现了腹痛的症状，随即去医院检查，发现肝部出现了肿瘤，脾也肿大了。医院建议先切脾，以减轻肝脏之负担。患者家属想着，只要能救老人，做什么手术皆可，于是没有犹豫，直接签字了，在医院进行了脾摘除手术。然而术后老人的身体却越来越差，吃不下饭，面色也逐渐发黑。在这期间，家属带其间断进行了多次中医治疗，皆没有什么疗效。近 1 个月来，老人腹胀逐渐加重，几乎一口饭也吃不进去，只好再去医院检查，这次发现腹腔出现了大量积液，双侧腹股沟、腹后均出现了肿大的淋巴结，且直肠部位也有了肿瘤转移倾向。多位医生均表示无能为力，患者家属经人介绍找到了我。他说："我不能让她在家等死啊，一定要找一位好中医治疗，就来找您了。"

我仔细地对患者进行了四诊。此患面色暗黑，形体消瘦，腹胀如鼓、如蛙腹状，腹部青筋暴出，下肢水肿，按之没指。患者自觉腰痛，腹胀难以忍受，同时口干、口苦，纳差，大便干燥，3～5 天一次。察其舌脉，舌紫色斑点满布，苔白腻，脉浮弦紧数。

归纳患者四诊信息如下：

（1）面色暗黑，形体消瘦。

（2）腹胀如鼓，青筋暴出，下肢水肿，按之没指。

（3）口干、口苦，食欲不振。

（4）大便干结。

（5）舌紫苔白腻，脉浮弦紧数。

看完患者之后，我与跟诊的同学说道："这个病最棘手的问题是腹水，如何把腹水消除是关键。"

我认为，腹为三阴之地，内有气、血、水，与肺、肝、脾、肾关系密切，最为关键的是中气与肾气。腹水者，隶属于中医之鼓胀范畴。鼓胀之根源在于中气之败。因肺主气，肾主水，人身中半以上为阳，是为气分；中半以下为阴，是为水分。气盛于上，水盛于下，而气降则生水，水升则化气，阴阳互根，气水循环，其转运之能，全在中气。中气上通心气，下交肾气，可以使心肾相交。中气一败，则气不化水，而抑郁于下，是谓气鼓；水不化气，而泛滥于上，是为水胀。正如《灵枢·营卫生会》所云"上焦如雾""中焦如沤""下焦如渎"。

仲景云："阴阳相得，其气乃行，大气一转，其气乃散。"历代医家对于"大气"争论不断，有人认为是宗气，有的认为是元气。我认为这是一种周身流动之气，由上焦的宗气、脾胃的中气、下焦的肾气合而为一，这个气的特点是可内可外，可上可下，有清有浊。就像一个篮球，打满气，弹性很好，如果漏气，则无弹性。"大气一转"的大气指的是气机正常流动，一切水、湿、痰、饮皆可消于无形之中。正如彭子益在《圆运动的古中医学》中云："上部之气，由右下降，下部之气，由左上升，中气居中，以旋转升降。"这团大气正常流动运转，阴霾密布之气得以尽散。"其气乃散"的气是指水气，也可以说是邪气、浊气。水得阳则化为气，得阴则化为水，水不运行则停留而为水肿。故阳气衰微，不能蒸腾气化，便生水肿。若阴阳相得，气、水运行各循其道，则互为生化。阴阳不和，气不化水，浊邪停留而为病。故治疗水病，重在补气，尤须扶阳，气旺则卫气行，腠理和，三焦元真通畅，气化有序，津液出焉。

仲景在《金匮要略·水气病脉证并治》中给了我们很多运大气的法门：①防己黄芪汤（防己、黄芪、白术、甘草）用黄芪补气运水。②越婢汤（麻黄、石膏、生姜、甘草、大枣）用麻黄辛温发越水气。③附子汤（麻黄、甘草、附子）用麻、附温经助阳以行水气。④防己茯苓汤（防己、茯苓、黄芪、桂枝、甘草）用黄芪、桂枝补气通阳行水。⑤越婢加术汤（麻黄、石膏、生姜、甘草、白术、大枣）用麻黄、白术，辛以行气，苦以逐湿。⑥麻黄甘草汤（麻黄、甘草）用麻黄开内在之闭以通利小便。仲景用麻黄、附子、黄芪、白术、桂枝来启阳、升大气，其目的在于"枢转大气"，其中麻黄通肺气，白术通脾气，附子通肾气，而黄芪是补三焦之气。

《金匮要略·水气病脉证并治》中还提到了两个方子，一为桂枝去芍药加麻辛附子汤，二为枳术汤。桂枝去芍药加麻辛附子汤原文言："气分，心下坚，大如盘，边如旋杯，水饮所作，桂枝去芍药加麻辛附子汤主之。"此方由桂枝、生姜、甘草、大枣、麻黄、附子、细辛组成，具有温阳散寒、枢转大气之效，治疗心肾不交，上不能降，下不能升所致水饮滔天之病。方中麻黄、桂枝、生姜以攻其上，甘草、大枣补中焦以运其气，附子、细辛以攻其下、散痰水之壅，正如尤在泾《金匮要略心典》所云："气分，即寒气乘阳之虚而结于气者。"此方启大气，通彻表里，营卫复常，水饮自消。从六经来辨，当属于太阳少阴并病。临床用方要点：腹部胀满；或呼吸困难；或胸闷胸痹；肢体浮肿、小便短少；舌胖大、苔水滑、脉沉弦。枳术汤原文言："心下坚大如盘，边如旋盘，水饮所作，枳术汤主之。"其病机为中虚气滞，失于输转，致水气痞结于心下，故"心下坚""边如旋盘"。方中枳实行气消痞，白术健脾益气，二药配伍，消痰逐水。从六经来辨，当属太阴病。

对于白术，我也有些心得。白术，味甘气温，可升可降，阳中有阴。一可补气升阳，益气强阴，有汗可止汗，与黄芪同功；二可利腰脐间之湿气，治疗腰、腿、背痛皆要重用，方取捷效，临床可用 30～60g；三可作健脾开胃之圣药；四可除湿止泻兼消痰疾；五可除湿升阳，如完带汤；六可以土治水，量需60～100g。

回归此案，从六经来分析：患者面色黑，腹胀如鼓，是少阴证；口干、口苦、便干，是少阳证；腹部青筋暴出，舌紫瘀斑满布，是瘀血证；脉浮弦紧是有外寒闭阻，属太阳证，脉数为有里热。从六经来辨证，当属太阳少阳太阴少阴合病。

处方如下：

桂枝 10g	麻黄 3g	制附片 5g	细辛 3g
莱菔子 10g	知母 12g	蝉蜕 10g	丹参 20g
当归 20g	桃仁 10g	枳实 10g	白术 60g
半枝莲 30g	半边莲 20g	大黄 5g	厚朴 10g
栀子 3g	龙胆草 10g	防己 7g	甘草 7g
西洋参 10g			

共 7 剂。浓煎 100mL，每日分 3 次服。

患者诉 2023 年 3 月 27 日于外院接受西医检查治疗，同时服用中药，反馈诸症好转，遂求复诊续药。2023 年 4 月 2 日二诊（微信复诊），诉腹胀好转，下肢水肿消失，大便通畅，活动后心悸、口干消失，时有口苦，食欲转好，睡眠佳，舌黑好转，遂改活血化瘀法。

处方如下：

牡丹皮 10g	桃仁 10g	蒲黄 9g	三棱 10g
莪术 10g	苏木 6g	牛膝 9g	肉桂 3g
大黄 5g	川芎 10g	当归 10g	白芍 10g
香附 9g	五灵脂 9g	党参 15g	黄芪 30g
白术 60g	山茱萸 10g		

共 7 剂。浓煎 100mL，分 3 次服用。

二诊后，跟诊的同学很惊讶地问："老师，患者一诊效果非常好，为什么要改方？"我答言："一诊时，患者现面黑，腹部青筋暴出，属血鼓无疑。但考虑到腹水比较甚，故先消水，待水去瘀现时，即以化瘀消癥为主，选用膈下逐瘀汤作为基础方来辨证加减。"

三诊，药后患者食欲佳，便调，苔黑进一步好转，继续以上方巩固之。

【辨证解惑】

1.学生提问：老师，此症属什么候？为何您以麻桂剂治之？

徐师答疑：患者面色发青，舌紫黑明显，属于危候，也就是中医的恶候，当辨为血鼓。因病机复杂，从脉诊来看，既有外寒闭阻，又有瘀血凝结，还有湿热盘结。从脏腑来看，脾主大腹，脾切除之后，土不能制水，所以肺、肝、肾阴结，攻补两难，治疗棘手。患者主要是腹胀难忍，如何能解决腹胀是目前摆在我们医生面前的问题。《伤寒论》少阴篇提出"三承气汤证"，指出关键时刻应急下存阴。此时用麻桂剂有两个目的，因肺主气，为水之上源，肺气一通，可通调水道，下输膀胱。此患胀满，乃水停瘀结所致，根据气动则能化水之理，选麻桂剂可升大气，以开窗透气而化水。

2. 学生提问：老师，为何用半枝莲、半边莲、栀子等清热解毒之品？

徐师答疑：《黄帝内经》言："诸胀腹大，皆属于热……诸转反戾，水液浑浊，皆属于热。"我们临床所见的腹水，大多是浑浊的，而且是血性腹水，所以局部是以热作为主要辨证要点。所以常用半枝莲、半边莲、水红花子配伍。

半枝莲，《陆川本草》载其能"解毒消炎，利尿，止血生肌。治腹水，小儿惊风，双单乳蛾，外伤出血，皮肤疥癣"。在治疗肝癌腹水中，我喜用半边莲，因其内清热毒，利水消肿，故在辨证基础上加用，并常与半枝莲、马鞭草及水红花子合用。半枝莲抗毒，常用 15 ~ 30g；半边莲利尿作用显著而药力持久，常用 30 ~ 60g；马鞭草活血，通经利水，常用 30 ~ 50g；水红花子活血利水，主胁腹癥瘕积聚、水鼓，常用 15 ~ 30g。马鞭草、水红花子，活血而不伤血，血行以利水。四药在辨证方中加用，疗效优于五苓散。

3. 学生提问：鼓胀分为三种，分别是气鼓、水鼓、血鼓，您临床是如何辨证的？

徐师答疑：在临床中，气鼓相对比较轻，水鼓相对比较重，血鼓是最重的，但是三者不能截然分开。血鼓中同样有气滞的成分，《金匮要略》言"血不利则为水"，所以血鼓者，气血水皆病，以瘀血作为主要抓手，可在处方中加入当归、桃仁、丹参来活血。用药方面需注意安全，剂量不能太大。而在煎药方面，每剂药需要浓煎成一包，100mL，分 3 次温服，每次约 30mL。若量大，患者服用后往往不耐受，小剂量慢慢喝进去，以激化气机。

4. 学生提问：老师，二诊用方之技巧是什么？

徐师答疑：气、血、水同病，当分清水病重还是气病重，临床中常常见到水病为急，故可先治水，后治气与血。水化之后，当以化瘀为重点。从王清任"血府逐瘀汤"中悟出，治疗血瘀当先治气，以四逆散合桃红四物汤加桔梗、牛膝，此方重在调气，气行则血行，血行则瘀化，气动则化水。

5. 学生提问：您这化瘀方配伍有何技巧？

徐师答疑：在治疗肿瘤时，我们可祛风散结、解毒散结、活血散结、软坚散结、化痰散结。在采用活血散结法的时候，我们当选既能活血又能止血的化瘀药，如蒲黄、丹参、牡丹皮等。如果治疗过程中患者出现口干苦加重，一定要注意是否有大出血的可能，应及时给予旋覆代赭汤、十灰散、云南白药等。

另外，活血还可以使用黄芪配莪术，此为朱良春朱老的经验。朱老认为，黄芪能补五脏之虚，莪术善于行气、破瘀、消积。莪术与黄芪同用，可奏益气化瘀之功，可以消弭病变于无形。黄芪得莪术补气而不壅中，攻破并不伤正，两药相伍，行中有补，补中有行，相得益彰。根据《神农本草经》可知，生黄芪善医痈疽久败，能排脓止痛，大风癞疾、五痔鼠瘘，皆可用之。性虽温补，而能疏调血脉，通行经络，祛风运毒，生肌长肉，以其伍莪术，恒收祛瘀生新之功。故临床广泛用于肝炎、肝癌、卵巢癌等治疗。

6. 学生提问：在腹水治疗中，西医强调补充白蛋白可以消水，徐师您是如何看待这个问题？

徐师答疑：中医治疗腹水是有弱势的，特别是蛋白很低时，中医消除腹水非常难。而西医的支持疗法，及时补充白蛋白是有效的。但在补蛋白时，应少量补，不能补太多，因为患者本身脏器功能已经衰竭，蛋白补进去以后会加重负担。建议最多补 1 ~ 2 次，补完以后要让患者下床走动，尤其在中午阳光充足时要晒太阳避免久卧不动。同时切记注意保暖，不能感冒。

7. 学生提问：在治疗本病的同时，有何食疗方可以补充蛋白？

徐师答疑：在治疗本病的过程中，我推荐两款药膳来补充蛋白。

（1）红赤豆鲫鱼汤

制作食材：鲫鱼 1 条（约 450g）、红豆 100g、葱段 2 段、老姜片 4 片。

制作方法：①鲫鱼去除内脏、鱼鳃和鱼鳞，清洗干净。②红豆提前浸泡，淘洗干净后放入煮锅中，加入适量清水，大火煮开后转小火，煮大约 2 小时。

③将清理好的鲫鱼放入煮锅中，加入大葱段、老姜片，大火煮开后，转中小火继续熬煮30分钟，加入葱花即可食用。

注意事项：鱼汤不能放盐和味精，每周1次。

作用功效：赤小豆鲫鱼汤可健脾祛湿、利尿消肿，而且有补充蛋白的作用。赤小豆，其性平，味甘、酸，功擅清热解毒。《药性论》说它能"治水肿皮肌胀满""通气、健脾胃"，常用于小便不利、水肿黄疸、疮疡肿毒等的治疗。鲫鱼甘鲜美味，有健脾、补虚的功能。《本草拾遗》记载它"主虚羸，熟食之"，《日华子本草》说它能"温中下气，补不足"，《滇南本草》认为它有"和五脏，通血脉"的功用。两者合之，共奏健脾祛湿、利尿消肿之效。

（2）老母鸡汤

制作食材：老母鸡1只、大葱段2段、老姜片4片。

制作方法：老母鸡除去内脏后洗净，与葱、姜同时放入开水锅内，用慢火焖煮（水不沸腾为宜，使鸡肉中蛋白质、脂肪等营养物质溢出）。约煮3小时，直至鸡肉脱骨，即可食用。

作用功效：鸡肉的蛋白质含量比较多，脂肪含量不是很高，较为容易被人体吸收，经常食用会有强身健体的功效。一般来说，饲养时间超过300天，尤其是孵过小鸡的，就可以被称为老母鸡。老母鸡含有对人体生长发育有重要作用的磷脂类物质，是国人膳食结构中脂肪和磷脂的重要来源之一。老母鸡汤中的蛋白质、氨基酸、矿物质含量丰富，尤其是钙和磷的含量极多，食用老母鸡汤能有效吸收利用这些营养元素，具有补气益血、强筋健骨、暖肝健脾、美颜养容、健脑益智等功效。食汤吃肉，可以促进身体新陈代谢，提高机体免疫力，有效滋补身体，改善身体虚弱症状。

第七讲

阴阳脉法，四诊合参，妙识冲脉是关键

导语：脉诊实乃辨证论治之尖端，仲景辨弦脉分饮寒已然开启玄机，今临证所见痰饮冲逆之变，现脉势如涛、搏指上逆之"冲脉"新象。经典之学，重在庖丁解牛后遵古而不泥古，守其法度而不拘其方药。医道精微，圆机活法。

2023年4月22日一早，一位李姓年轻女患者走进诊室，面色油光但满脸愁容。我微笑地看着患者，问道："您哪里不舒服？"她忙答道："教授好，我之前感染了新冠病毒，当时出现发热、咳嗽，持续了1个月才痊愈。在那之后就经常失眠，有时心慌气短，白天经常觉得乏力，头昏昏沉沉的，头顶也痛，眼睛感觉干涩，心烦，总觉得胸口燥热，月经提前，量很少，大便有时干燥，排起来费劲。前几天和大学朋友聚会，她看我面色发黄，就建议我找中医调理一下。朋友告诉我说，咱们大学来了一位孟河的名医，专门看疑难杂症，后来就帮我约到了您。"

我耐心听完，接着又问患者："您失眠是表现为入睡困难还是早醒？平时口干吗？"李女士连连回复道："我入睡困难，睡后也容易醒，经常出现心悸、口干、口渴，时常腰酸乏力，怕冷。"接着我察其舌脉，舌淡胖边有齿痕，苔白腻，脉弦滑上冲，两尺弱。

此患者症状比较多，我们从六经该如何来辨证？患者有无表证？同时，患者还有心悸、头晕、乏力如何来辨？脉弦滑上冲怎么来辨？

归纳患者四诊信息如下：

（1）面色油光，满脸愁容。
（2）乏力，头晕，头痛。
（3）眼干，心烦，胸口烦热。
（4）心悸，口干，口渴，便干。

（5）入睡困难，睡后易醒。

（6）月经提前且量少，腰酸怕冷。

（7）舌淡胖边有齿印，苔白腻，脉弦滑上冲，两尺弱。

　　我们先看《伤寒论》第161条："伤寒，发汗，若吐，若下，解后心下痞硬，噫气不除者，旋覆代赭石汤主之。"仲景把此方主要作为降气方，主要治疗噫气不除，心下痞满，反胃，胃痛，呕吐，吐痰涎等症状，其病机是胃气虚夹痰饮上逆。古人云："气有余便是火，气不足便是寒。"这个方的用药特点用旋覆花和代赭石作君药以降逆气，用生姜和半夏作臣药以化痰涎，甘草、人参、大枣以补气。旋覆花，可下气、除噫气，用于治疗咳嗽、痰喘。诸花皆升，旋覆独降。所有的花叶都是浮而升的药，唯有旋覆花是下降的。代赭石是重镇降逆的药，张锡纯认为此药能镇逆气、降痰涎、止呕吐、通燥结，且降逆气而不伤正气。

　　我们再看《金匮要略》原文："心下有痰饮，胸胁支满，目眩，苓桂术甘汤主之。"仲景把苓桂术甘汤作为化痰饮的方子，治疗头晕、心慌、胸闷、乏力、便稀等症状，主要病机在于痰饮上冲。痰饮的形成主要源于阳气不足，其本在脾、根在肾，故《金匮要略》亦言："夫短气，有微饮，当从小便去之，苓桂术甘汤主之，肾气丸亦主之。"

　　我们再想一下，痰饮会有什么样的脉象？如果痰饮多了，逆气上冲，又会形成什么样的脉象？

　　仲景指出："单弦者饮也，双弦者寒也。"仲景认为饮证，大多见于左侧脉弦。弦脉，《濒湖脉学》中认为其主寒、主饮、主痛；少阳病之脉也多为弦脉。一个弦脉可代表多种疾病。仲景认为的"单弦"是指左手见弦脉，这留给后人很多思考空间。

　　我认为，一滴水停留在体内，称之为饮；一杯水蓄积在体内，称之为痰饮；

一盆水留在体内，随着气机流动，就形成痰饮上冲之势，那么由上冲之势形成的脉，我定为冲脉。

通过学习上述条文，我们基本可以把握痰饮病的治疗方法。在临床实践中，痰饮遇热成痰，遇寒化饮，可选用苓桂术甘汤、旋覆代赭汤作为治疗痰饮上冲的基本法，前者化痰饮，后者降逆气。若临床中出现口干、口苦等少阳症状，可以合用小柴胡汤；若出现畏寒肢冷、腰酸腰痛、便溏等少阴症状，可合用四逆汤。从六经来分析：这个患者，症状较多且复杂，体现了痰饮的特点，有是证用是方。患者症状有口干、心烦、胸口烦热、头晕、头痛，可辨为少阳证；患者面色油光、口渴、便干，辨为阳明证；乏力，月经提前且量少，腰酸怕冷，舌淡胖边有齿印、苔白腻，脉两尺弱，可辨为少阴证；入睡困难，睡后易醒，脉弦滑上冲，可辨痰饮上冲，上扰心神。

四诊合参，可辨为少阳、阳明、少阴合病夹痰饮上冲。

处方如下：

灵磁石 30g	龙骨 30g	牡蛎 30g	桂枝 10g
茯苓 30g	白术 30g	柴胡 10g	黄芩 9g
生石膏 30g	酸枣仁 30g	当归 30g	仙鹤草 30g
淫羊藿 30g	附子 7g	甘草 7g	

共 14 剂。

患者接过方子，问道："徐教授，我服药期间需要注意什么呢？有没有什么饮食禁忌呢？"我告诉她："猪肉、水果、牛奶和海鲜尽量少吃，生活规律，节奏放缓，改变原来的状态。"

二诊，患者告知效果十分显著，失眠、头晕、心悸、乏力等症状明显好转。继续予上方 14 剂。

【辨证解惑】

1. 学生提问：请老师讲讲什么是冲脉以及其病机，冲脉的病症与奔豚气有什么联系？

徐师答疑：脉虽然在望闻问切之末，但在中医诊断中占有非常重要的位置。以脉为门，可开门见山，见微知著，洞悉其妙，柳暗花明。《伤寒论》开篇第一句就是"脉分阴阳"，阳脉、阴脉各是什么脉？浮、滑、数、急，都属于阳脉；沉、弦、细、小、弱，都属于阴脉。仲景每一个篇标题都会把脉放在第一位，如"辨太阳病脉证并治""辨少阳病脉证并治"等，脉证并治。

我认为，学习伤寒，关键要抓住三点：

第一，抓主证。例如胸胁苦满、胁下偏痛等。

第二，抓脉证。例如，小结胸病之脉一般是浮滑；水气病之脉多见沉弦；两寸强、两尺弱表示阳实阴虚，可诊断为上热下寒证；左脉沉取无力、右脉强，考虑气虚夹湿；两寸大而有力，考虑火在上焦。

第三，抓病机。治疗疾病应注意把握核心病机。例如，眼皮上面长个包，那我们最起码知道眼皮是属于哪条经络主管；再如高血压病，传统中医皆从肝肾阴虚、肝阳上亢治疗，其实仲景早就给了方法，即从气上冲、水上冲、火上冲来论治。

我在临床中多以脉定证、以脉定方。脉是一个管道。儿童的脉就像小溪，细流而急；而成人的脉，因受六淫、七情的纷扰，就像黄河，时而湍急，时而遇到浅滩，时而沉积泥沙。而肿瘤患者的脉，就像地震后的河流，可见细流、急流，有回流漩涡、水花，有暗石、泥沙，有断流，也有堰塞湖，所以脉象复杂而多变。

冲脉形成有两个因素，一是水的潴留，二是气血逆乱。《说文解字》解释"冲"为"涌摇也"，寓意水之涌动、水之冲击。

我理解，冲脉，乃气势也。本脉的特征，首先，是脉过寸部而达腕之横纹上，甚至上溢于掌之大鱼际肌，有激荡搏指之气势感，就像在海边感受海水涨潮之势头，一浪高过一浪；其次，是脉势高；其三，是冲击搏指之状。

至于奔豚气病，顾名思义，必有气逆而如豚上奔之状。《金匮要略》谓奔豚气有三种：有因肝郁气冲而偏于热者；有因外邪伤阳、冲气上逆而偏于寒者；有因心阳虚而水饮内动者。其病位或责之于肝，或责之于肾，或责之于心，因此，临证必须明辨。外感病多表现为出入障碍，内伤病多表现为升降失调。无出入则无以升降，无升降则无以出入，升降与出入互为枢纽，治疗邪气求之于出路，病在升者当以平之、降之。但我们必须知道的是，升中有降，降中有升，这样才能达到平衡之效果。我从临床中发现，感染新冠病毒后，很多患者都出现了水饮病，打破机体原来的平衡状态。平冲降逆法的原理是恢复气机升降出入，应用的核心病机即气机逆乱。我认为，降气即是降火，降气即是平肝、平冲，降气即是化痰。

2.学生提问：老师，您是如何总结出平冲降逆汤的？平冲降逆法在临床中怎么使用？

徐师答疑：我发现很多患者感染新冠病毒后会出现冲脉，并伴发全身性的症状，比如头晕、头痛，失眠，顽固性咳嗽，胸闷，乏力，心悸，气短，腹泻，畏寒肢冷，阳痿，早泄，崩漏等，用一般的治疗方法，根本无效。我通过研读《伤寒论》，从仲景的条文中找到了答案，于是总结出了平冲降逆汤。此方是由旋覆代赭汤合苓桂术甘汤加龙骨、牡蛎、灵磁石而成。旋覆代赭汤针对肝气不和、痰气上逆、脾胃虚弱所设。方中旋覆花独降，肃降之力甚强，代赭石平肝降逆，两药相合，下气消痰。苓桂术甘汤则温化痰饮以祛宿根。故临床使用效果非常佳。

我在平冲降逆汤基础上总结出平冲降逆法，即在平冲降逆汤基础上合用四逆法、乌梅法、柴胡法等。例如痰饮上逆伴随相火妄动，根据其口干、口苦症状即可应用小柴胡汤；伴有四肢逆冷者合用四逆汤；伴有三高症者合用姜黄红曲汤等；伴心悸者加二秦汤等。

后面我在平冲降逆汤的基础上又演变出平衡汤，有平调阴阳之效，治疗咳嗽气喘、顽固性呃逆、胃痛、胃胀等病临床效果较好。其中，旋覆花、代赭石、杏仁、郁金、陈皮、半夏、枳壳、黄连、神曲等药能使心肺之气从右降，柴胡、桔梗、当归、草豆蔻、吴茱萸等药使肝肾之气从左升，同时加入三七一味，气血同治，诸药配合，共奏清降肺胃、活血利胆、交通心肾、调和上下、兼顾气血之功。

3. 学生提问：老师，您擅用经方来辨证疑难病，技巧是什么？

徐师答疑：我研究伤寒几十年，发现很多的疑难病皆以合病或者并病出现。在合病治疗中，又可分表与里，有表者先解表，表解里自和；若表邪不甚，里证为急，又当先救其里。表里之气，息息相关，表不解，里证日增；里不和，表邪不散，治里也可解表。

从六经来辨证，本案当属少阳少阴合病夹痰浊上冲，故选柴胡加龙骨牡蛎汤合苓桂术甘汤、白虎汤治疗，从患者的症状来看以少阳郁热、阳明热化为急，故以解热为先，等痰热去后当从少阴固本。

4. 学生提问：这个病案如果用柴胡加龙骨牡蛎汤是否有效呢？柴胡加龙骨牡蛎汤证的辨证要点是什么呢？

徐师答疑：这个病案，其病机是痰饮加冲气上逆，所以在治疗上既要化痰饮又要降逆。而柴胡加龙骨牡蛎汤证，是热在少阳，三焦水饮不化，变成痰浊，弥漫三焦，表现为三焦俱病之候，上焦表现为眼睛干，头昏，失眠；中焦表现胸满，渴饮，胸闷，心慌，气短，中焦痰浊不消除，肝火夹痰扰心，蒙蔽清窍，也会出现精神症状；下焦表现为便秘，烦躁。特别是中焦，所以在临床中见便秘、心烦躁扰、惊悸、谵语、潮热、脉弦滑者皆可以应用本方加减。

5.学生提问：老师，您在本案中加金石矿物、动物类药物，能起什么作用？

徐师答疑：龙骨、牡蛎，敛正气而不敛邪气，辅代赭石以成降逆消痰之功，磁石能治少阳、少阴虚火上冲，增强平肝降气之效。我常用此类药物治疗痰饮上冲引起的房颤、早搏、高血压等疾病。如治疗高血压病时，如果患者收缩压高，我就用代赭石 30 ~ 60g，舒张压升高则重用灵磁石 30 ~ 60g，然后加龙骨、牡蛎。该类重镇之品平肝、降气，使气机向下运行。但使用时要注意升中有降，降中有升，做到升降有序，所以在使用矿物药时当与升药同用。

第八讲

六经层面话厥阴，时间视角欲解时

导语：厥阴风木内寄相火，性如春雷萌动，于阴尽阳生之时，正邪相搏而症现。时空辨证乃六经辨证之妙，画龙点睛，临证可借时空节律参透病机幽微，并延展至用药法度。

2023年4月22日，一位满面愁容、身材瘦弱的老年患者推门走进诊室。"徐医生好！我姓张，今年70岁，是一名结肠癌术后的患者，结肠癌手术已经1年。近1个月突然开始反复咳嗽，怎么都不缓解。后来去医院通过CT检查发现肿瘤转移了，现在确诊肺转移、骨转移。"患者焦急地描述着她的病情。我微笑着示意让其先坐下，并问道："您能给我看看相关检查报告吗？"她随即从包里掏出化验单，我仔细查看了所有的报告。CT报告显示右肺多发结节状病灶，最大结节0.9cm×0.5cm，形态不规则有毛刺；腰椎及骶椎的椎体、附件及双侧髂骨的骨髓内均可见多发大小不等的类圆形、团片状致密影，病灶内部密度欠均匀，边界较清晰；骨皮质连续，未见中断及破坏；周围未见明显软组织肿块影。肿瘤标记物检测显示糖类抗原CA199 159U/mL。血生化显示总胆红素29μmol/L，直接胆红素8.1μmol/L。血常规显示血小板$87×10^9$/L。西医建议立即进行肺部的手术，术后继续化疗。患者说道："我本人和家属商量后，决定不再手术了，经朋友介绍来找您想进行中医治疗，能延缓一段时间就满意了。"

我接着问道："您现在主要哪里不舒服？"老人叹了一口气说道："我两肋和腹部很不舒服，总是半夜两点左右腹痛，这个症状已经持续了3个多月，一腹痛就大便，且大便稀，严重时出现水样便，全身一点力气也没有。夜里也有比较明显的口渴，所以经常失眠，目前食欲还好。"我耐心地听完，察其舌脉，舌质暗舌前裂纹苔白腻，脉左关弱。

我看完报告后，与跟诊学生说："这个患者病情比较复杂，结肠癌术后两处转移，虚实同在，攻补两难，故既要辨证又要辨病。"

先理解一下辨证与辨病的关系。病是西医的概念，但仲景在《伤寒论》中也提出六经病，病是单纯反映某种病所特有的、固定的症状体征；而证是根据患者某一阶段出现的各个症状和体征，经过六经、八纲辨证进行的总结提炼。一种病可以表现几种不同证，一种证也可以出现在几种不同的病中。国医大师朱良春认为："证是反映疾病的现象，病是证产生的根源，两者存在因果关系。"

在肿瘤治疗过程中，有时患者症状并不明显，有时通过西医实验室及影像学检查才能发现肿瘤。我根据疾病的特点总结出专病专药。瘤体的产生皆有痰瘀互结的特点，我常用半夏、浙贝母、牡蛎、玄参、夏枯草、三棱、莪术等药祛痰散结、活血化瘀，以达到缩小肿瘤的目的。我还在不同类型的肿瘤中灵活应用蜂房、蜈蚣、全蝎、天龙、水蛭、半枝莲、半边莲、白花蛇舌草、蒲公英、马鞭草等药，可达到佳效。我在肿瘤治疗中提出了"三辨六法"，就是针对这种疑难疾病而总结出的特效办法。古人所云"无毒不成块"，尤其是清热解毒法在所有肿瘤当中皆可应用。

再来看此病案，归纳四诊信息如下：

（1）咳嗽、胁肋腹部不适。

（2）凌晨2点出现腹痛伴腹泻。

（3）乏力，失眠。

（4）口渴。

（5）舌质暗，舌前裂纹，苔白腻，其脉左关弱。

本案患者虽然是肿瘤晚期并发多脏器的转移，但我们应该抽丝剥茧，从六经的角度来分析。这个患者症状出现的时间有典型的特点，一是半夜的腹痛，二是失眠。六经病中各有一条关于"欲解时"的条文，分别见于原文第9、193、272、275、291、328条，即太阳从巳至未，阳明从申至戌，少阳从寅至辰，太阴从亥至丑，少阴从子至寅，厥阴从丑至卯。通过"欲解时"可以判断疾病的缓解或加重，比如"夜半愈"说明预后良好，如果"病不解"说明正不胜邪，有病情恶化的趋势。正如《伤寒论》第 31 条所云："言夜半手足当温，两脚当伸……"结合此患者的症状，从时间上来看正是六经中厥阴的欲解时，在丑至卯上的范畴里，故可判断为厥阴病的范畴。此患者口渴、便稀是典型的上热下寒证。正如《伤寒论》第 326 条所云："厥阴之为病，消渴，气上撞心，心中疼热，饥而不欲食，食则吐蛔，下之，利不止。"从条文可知厥阴病的几个关键点，一为津液伤，口渴，饮水不缓解；二为心中疼热，心慌、心悸；三为脾胃虚寒饥不欲食，食则吐蛔；四为下利不止。

我认为厥阴病的本质在于厥热胜复、寒热错杂、上热下寒，甚则各趋极端，不是热极，便是寒极。

厥阴病出现的口渴，是厥阴火化所致。一方面木火失去肝肾阴液滋润，枯而自焚；另一方面心包相火不能蛰藏而外焰，故见消渴、心中疼热、热厥、热利、便脓血等。

厥阴病出现的腹泻、久利，是厥阴之寒的表现，它有两个原因：一由外界之风寒侵袭，君相之火式微；二由肾中寒水上凌，使其春阳之气消索而成寒盛凝冰。在经多见于手足寒厥，脉细欲绝，在脏则见下利、厥逆、恶寒、脉微欲绝，此外还有土壅木郁，可见呕吐、哕、下利等症。

厥阴为三阴交尽，与少阳相表里。厥阴热化，可以使厥阴之邪从少阳而出；厥阴寒化，则表现手足逆冷，下利，为阴阳离决之前的表现。

国医大师李士懋先生总结厥阴的典型脉象是左关弱。我们在临床中可以使用抓脉法，即左关弱就可以考虑使用乌梅丸。另外，临床实践中，我们还能看到厥阴病的其他脉象：脉象为浮数、浮弱、浮滑，此为阴证见阳脉，为欲愈之佳象；脉沉弦、沉弱、沉微，此为病情在进展，在治疗上当以救逆为先。

此患四诊合参来看，病为厥阴，用主方乌梅丸加减。

《伤寒论》第 338 条言："伤寒，脉微而厥，至七八日，肤冷，其人躁，无暂安时者，此为脏厥。非蛔厥也，蛔厥者，其人当吐蛔，今病者静，而复时烦者，此为脏寒。蛔上入膈，故烦，须臾复止，得食而呕，又烦者，蛔闻食臭出，其人当吐蛔也。蛔厥者，乌梅丸主之，又主久利。"这个条文可以引发我们很多思考——虫子是怎么产生的？虫子在体内有什么特点？为什么用乌梅丸来治？

第一个问题，我认为虫子的产生与风有关。自然界中寒热变化，气流失衡则生风；而在人体中寒热对流，阴阳失衡，也可生风。风能生虫，必先积湿，风和湿为虫子的生长提供有利条件。

第二个问题，虫子在体内的特性，一时发时止，二严重者可伴发呕吐，三吐蛔虫。

第三个问题，治虫，古代医家陈元犀提出："蛔得酸则静，得辛则伏，得苦则下，犹浅视乎乌梅丸也。"

此外，由虫子疾病我们还可联想到肿瘤细胞的产生，此二者皆由寒热错杂，夹风、夹湿导致。

通过三十余年的临床实践，我把乌梅丸总结成乌梅法来应用。乌梅法的核心是升、降、疏、固。首先是升，在乌梅丸中以桂枝、当归升肝阳，当肝阳虚馁之时可以再加黄芪、桔梗以升，当肝阳易升太过，以乌梅收之，若见脉象上冲，佐以三石即代赭石、灵磁石、龙骨以降之。若肝阳虚馁，疏之不及，则佐以四逆散以疏之，若肾阳虚衰，下元不固，则佐以肾六味即菟丝子、枸杞子、巴戟天、淫羊藿、杜仲、续断以固之。

本案患者张某自诉两肋和腹部很不舒服，半夜两点左右总腹痛，夜间两点属于丑时，厥阴欲解时，是厥阴证；腹痛即泄，本质属于少阳阳明证，但其左脉弱，肝阳虚，肝阳虚馁则会导致疏泄功能失常，从而引发消化的异常，故辨为厥阴；肝又为刚脏，内寄相火，阳气抑制于下，相火上冲不降，虚火在上，导致半夜失眠，睡眠表浅；从舌来看，舌暗代表血瘀，苔白腻代表湿，舌前部裂纹代表阴分不足。

再观其状，患者口渴，口干、口渴、口苦、胸中烦热皆可定为"上热"，而腹痛、腹泻、小便淋沥不爽、小便频数、四肢寒等表现可定为"下寒"。然患者原是结肠癌，本存肠道虚寒夹寒、夹湿热，浊毒内聚，寒热既已错杂，况久病之人，中气已损，中气本为上下之交，若中气受损则水火分离，上热下寒，凡阳衰于下，火盛于上，气逆于中诸症，皆可随证施用，《医宗金鉴》也阐明"乌梅丸方为治上热下寒之主方"。故本案选取了乌梅丸为主方进行加减。而对于肿瘤术后患者，治疗时常配伍虫类药来攻坚散结，如水蛭、地鳖虫、天龙、全蝎、蜈蚣等，以杜绝其患。

处方如下：

乌梅 10g	细辛 3g	肉桂 3g	干姜 3g
黄连 3g	黄柏 6g	制附片 7g	当归 12g
金钱草 20g	海金沙 15g	大青叶 10g	水蛭 5g
地鳖虫 10g	全蝎 1g	徐长卿 10g	大黄 3g
重楼 10g	半枝莲 30g	枳壳 10g	甘草 7g

共 14 剂。水煎服，每日 2 次。

2023 年 5 月 2 日电话随访患者，患者激动地说："我失眠、腹痛皆明显好转，右肋已经不疼了，您开的药太神了！"复查肿瘤标志物糖类抗原 CA199 67U/mL；肝功能显示总胆红素 17μmol/L，直接胆红素 5.4μmol/L；血常规显示血小板 95×10^9/L。患者在当地原方抄方抓药，继续服药 14 剂。

【辨证解惑】

1.学生提问：徐老师，从中医角度来说肿瘤为什么会发生转移？肿瘤转移后先治疗哪一个？

徐师答疑：我认为肿瘤的转移与风邪关系非常密切，为什么风邪会导致肿瘤？风善行而数变，其性可内可外，可上可下，可左可右，不仅易从五窍侵入，而且深入五脏。风分为温暖之风、阴冷之风、逆气之风。风主要在厥阴病，乃非时之风、旋转之风、逆行之风，可以从肾上冲于脑，无所不至，裹挟癌毒游荡周身，上冲大脑，可引起全身广泛转移。风毒特点，《素问·生气通天论》曰："大风苛毒，弗之能害。"风为阳邪，循经彻骨，传变多端，易伤肺、肝、肾。《灵枢·九针论》篇云"四时八风之客于经络之中，为瘤病者也"，提出了"八风"留滞经络之中而成瘤病。《诸病源候论》记载"恶核者，内里忽有核……此风邪夹毒所致"，提出了风毒致瘤。何伟教授从"风毒入络"论治中晚期肺癌转移，认为肝风携癌毒袭髓络是骨、脑转移的核心，肺失治节，百脉失和，酝酿风毒，肝木生风，风毒入骨。癌毒暴戾多变，属内风携夹癌毒，化生风毒所致，从病性、病情、病程、病状等多方面，都与风邪善行数变特征相符。国医大师周仲瑛从"风毒"论治舌癌，病位属阳，外风引动内风生风毒，风毒夹他邪攻脏腑，故在治疗上喜用搜风剔络之品，如蜈蚣、全蝎、僵蚕、乌梢蛇等。

仲景提出治风之祖剂风引汤，其为治风之总纲，其要是用矿石之品填之、镇之，使内外风不能相互勾结、狼狈为奸，同时可使风毒从大小便而出，历代医家都很重视此方。我在治疗肿瘤时常用此方治疗肠癌，取得佳效。风毒是肿瘤转移的关键因素，故"未病先防"是治疗核心，如肠癌肝转移、肺癌脑转移等，在治疗基础上可加金石类药物，如硼砂、朴硝、灵磁石、生石膏、石英、海浮石等。

金石类药物在肿瘤治疗中应用甚多，此类药物有分解癌细胞并促进其坏死作用，临床者当重用之。如硼砂，《神农本草经》中载："味甘微咸、气凉。主上焦痰热喉痹，破癥结、除噎膈、消障翳、散瘀血阴溃。能疗骨鲠、恶疮及口齿诸病。能去胸膈上焦肺分之痰热。其性能柔五金而去垢腻，故噎膈、积聚、骨鲠、结核、恶肉、阴疮、眼目障翳用之者，取其去垢也。"再如朴硝，《本草述钩元》中载："除邪气，治百病，逐五脏积聚、结癖留癖，久热胃闭。疗腹热胀，并大小便不通。破五淋，及留血闭绝，痰实结搏，通经脉，推陈致新，利女子月水。治时疾壅热头痛。下瘲，黄疸病。"

本案患者肠癌 1 年后发现肺转移、骨转移，其根源为肾虚所致。结肠癌一般选用手术治疗，但术后中医如积极参与，则可防止转移的发生。骨乃留邪之处，至虚之处，邪气容易进入。对于已有两处转移的患者，我们当根据具体情况来定，如果结肠癌症状较重，当先处理结肠癌为先。癌症就像大树的树根，肺转移就像树的枝条，在治疗上当以"急则治标，缓则治本"为原则，如果咳嗽剧烈或疼痛甚，则治标，若标证不明显则治本为主。

2. 学生提问：对于肿瘤指标升高，您是如何来辨证？

徐师答疑：肿瘤指标的高低是衡量肿瘤转移和复发的重要因素。单个肿瘤指标升高，数值没有超过 100 者，可以纯中医治疗；两个或者两个以上肿瘤指标升高且数值大于 100 的，说明病情在进展，这时当中西医结合以截断。我经过大量临床实践总结出几组降肿瘤指标的对药：第一是青黛、雄黄，促进癌细胞凋亡的；第二是芒硝、月石、硼砂，分解癌细胞的；第三是水蛭、地鳖虫、天龙，清除血液中癌细胞的。

3. 学生提问：为什么厥阴病有寒热错杂？

徐师答疑：厥阴病的提纲言："厥阴之为病，消渴，气上撞心，心中疼热……下之利不止。"消渴是热，疼热是热盛，心中疼热是阳热盛于上，下之利不止是下寒比较盛。厥阴之病，邪至其经，从阴化寒，从阳化热，其特点阴阳错杂、寒热混淆。厥阴脏属于风木之脏，内寄相火，下连寒水，其本身就是阴阳寒热俱备的脏，故厥阴病大多寒热错杂。

4. 学生提问：请您讲述一下乌梅丸的组方及应用特点。

徐师答疑：关于乌梅丸的用方法则，可以参考《金匮要略·脏腑经络先后病脉证》对肝虚病的治法，如肝之病，补用酸，助用焦苦，益用甘味之药调之。

补肝用酸，重用乌梅以补肝之体、泻肝之用，和肝安胃，敛阴止渴，安蛔。助用焦苦，以黄连、黄柏苦寒泻其相火内郁之热。益甘味和之，以参、归、蜜之甘益气养血。

乌梅丸配伍之妙在于：

第一，酸辛通阳，酸甘化阴，酸苦泄热。方中重用乌梅，以苦酒浸渍，可大酸大敛；合姜、辛、附、椒之辛热可酸辛通胃阳，开气结；合参、归之甘可酸甘敛阴，益胃生津，以和胃气；合苦寒通降之黄连、黄柏酸苦，以泄厥阴之热。

第二，辛甘化阳。附子散少阴之寒，干姜散太阴之寒，川椒散厥阴之寒，细辛能启少阴发太阳之寒，桂枝温经通脉，参、归、蜜益气养血。辛甘同用，宣化通阳，有通补之妙。

第三，辛开苦降。辛热之姜、辛、附、椒与苦寒之黄连、黄柏同用，寓"苦与辛合，能降能通"之意，苦能泄热燥湿，辛能宣散浊阴，通补阳气，可用于寒热错杂之厥阴冲逆犯胃之中焦痞结、呕恶等证。

我总结乌梅丸证，可表现在上、中、下三焦：在上为头晕，失眠，头皮屑多，老花眼，白内障；在中为咳嗽，气短，胸闷，恶心呕吐，腹痛，腹胀；在下为腰酸，畏寒肢冷，大便溏稀，带下清稀。

5. 学生提问：老师，六经中每条经都有转归，请您谈谈厥阴病的转归。

徐师答疑：厥阴病最不好的转归为厥脱，此为常见的危重急症。厥与脱既有区别又有联系，厥为脱之轻证，脱为厥之变证，部分厥证可以由轻转重而致脱。脱证早期，多有四肢逆冷，神情烦躁或淡漠。《伤寒论》厥阴病云："凡厥者，阴阳气不相顺接，便为厥。"无论是厥逆、厥证，其总的病机皆属阴阳之气不相顺接而成，若进一步发展则可出现阴阳离决致脱的危候。厥证可分热厥和寒厥。热厥之候，可见发热或高热，烦躁不安，神志淡漠，甚至昏愦，手足厥冷而胸腹灼热，口渴，小便赤少，舌红，苔黄燥、干黑，脉沉数或细数，可以清热解毒、抑阳和阴之法，方用四逆散和解表里，透达郁热，合白虎汤以清热生津；津气耗伤者，可予白虎加人参汤；若腑实热结，腹满便秘，可配大承气汤急下燥热，保存阴津；热毒炽盛者，配黄连解毒汤以泻火解毒。寒厥之候，可见不发热、畏寒，体温低，肢体厥冷，冷汗淋漓，面色苍白，唇紫，气息浅促，蜷卧，神志淡漠或昏昧，或见吐利而少尿，舌质淡白，脉微细或沉伏，可以回阳救逆之法，方用四逆汤，脉伏者倍干姜，合温阳通脉的通脉四逆汤；阴盛格阳可用白通加猪胆汁汤；气短息促，汗冷如水，脉微者，用参附龙牡汤益气助阳、救逆固脱。

第九讲

经方龙头，验方龙尾，专病专药是关键

导语：经方定病机，验方调兼证，专药破癥结乃中医临床之妙法，此为诸当大
　　　医成才之秘旨。

　　2022 年 8 月 20 日，一位看上去 50 来岁的女性患者走进诊室，她的面色不
是很好，发暗、发红，有些油腻。她一进门便说："徐医生，您在我们当地可有
名了，我身边好多患有糖尿病的朋友都被您治好了。我这次特意从保定来北京
找您帮我治疗。我得糖尿病 6 年了，血糖控制得不好，我也担心后面会出现并
发症。"我问："您今年多大了？主要有什么感觉？平时血糖控制在什么程度？"
她说："我今年 42 岁，有糖尿病家族史，一直服用阿卡波糖和格列齐特来控制
血糖，西医要求我控制饮食，我原来体重 146 斤，现在瘦到 110 斤，血糖一直
波动在 8 ~ 12mmol/L，他们建议我用胰岛素治疗，把血糖控制在 6mmol/L 以
下，以防止并发症。我一直担心用胰岛素怕产生依赖，所以没用，现在每天都
感觉口渴，喝水不缓解，夜尿频多，每晚 5 ~ 8 次，严重时导致不能入眠。"我
继续问："您查过尿常规及肾功能吗？"她连忙从包里拿出一大堆化验单递给
我，我仔细查看。其尿常规显示尿糖（+++），肾功能正常。我继续问："大便怎
么样？"她说："大便黏滞不爽，经常黏马桶。"察其舌脉，舌苔黄腻，两脉濡
缓，沉取细滑。

　　归纳患者四诊信息如下：

（1）面色暗红油腻。
（2）口干，口渴，口中黏腻。
（3）夜尿频多。
（4）大便黏滞不爽。
（5）舌苔黄腻，脉濡缓，沉取细滑。

　　这个患者目前以口渴、夜尿频多为主诉。从患者舌苔来看，是黄腻的，当

属湿热无疑，那这个湿热到底是太阳湿热还是阳明湿热，我们可以从《伤寒论》中找到答案。

伤寒病，本证易见而变证颇多，变证主要有三种：火化、水化、水火合化。其中火化证包括少阳相火，阳明燥实，厥阴风热；而水化证包括太阳水结和太阴寒热；水火合化有少阴、厥阴寒热错杂，太阴湿热。

对于湿热，我们也要从六经来辨别。

太阳湿热见于《伤寒论》第151条和第140条："脉浮而紧，而复下之，紧反入里，则作痞，按之自濡，但气痞耳。""伤寒五六日，呕而发热者，柴胡汤证具，而以他药下之，柴胡证仍在者，复与柴胡汤，此虽已下之，不为逆，必蒸蒸而振，却发热汗出而解；若心下满而硬痛者，此为结胸也，大陷胸汤主之；但满而不痛者，此为痞，柴胡不中与也，宜半夏泻心汤。"《金匮要略·呕吐哕下利病脉证》曰："呕而肠鸣，心下痞者，半夏泻心汤主之。"太阳湿热的症状归纳为痞满，腹胀，呕利，肠鸣，脉浮濡。

阳明湿热见于《伤寒论》第260条和第236条："阳明病，发热汗出者，此为热越，不能发黄也。但头汗出，身无汗，剂颈而还，小便不利，渴饮水浆者，此为瘀热在里，身必发黄，茵陈蒿汤主之。""伤寒七八日，身黄如橘子色，小便不利，腹微满者，茵陈蒿汤主之。"阳明湿热的症状归纳为身发黄，头汗出，口渴喜饮，小便不利，腹胀，脉滑数。

上、中、下三焦俱病者，治则取之于中焦，先化中焦湿热是关键。正如清代名医叶天士所云："三焦俱损，独补阳明。"该患者口渴多饮，尿量频多为病之标象，而阳明湿热升降失调是其本也，故从阳明入手。

从患者临床表现来看，面色暗红油腻，口干口渴，口中黏腻，大便黏滞不爽，舌苔黄腻，脉濡缓皆为阳明湿热，夜尿频多看似少阴不足，其实质也为阳明湿热所导致的津液紊乱。

此患者四诊合参，辨为阳明湿热证，我们要分清热重还是湿重。热重有两个经方，第一为白虎汤，第二是茵陈蒿汤。根据患者目前情况来看，湿热并重，所以选三个经方合用，即白虎汤、茵陈蒿汤、半夏泻心汤。为什么也加入半夏泻心汤呢？半夏泻心汤在《伤寒论》中主要治疗心下痞，这是柴胡汤证误下导致，表现为舌苔黄厚腻，脉弦滑少力，是痰热互结和虚气所致。本案患者虽没有心下痞的症状，但用此方在于取其辛开苦降之效。

处方如下：			
茵陈 30g	大黄 3g	栀子 6g	生石膏 30g
黄芩 9g	半夏 12g	黄连 20g	干姜 10g
大枣 10g	党参 10g	山茱萸 10g	当归 10g
宽筋藤 20g	女贞子 20g	菟丝子 30g	
共 7 剂。水煎服，每日 2 次。			

二诊：药后，口干口渴明显好转，舌苔见化，上方加苍术 10g、玄参 10g，共 7 剂，水煎服。

三诊：患者复查空腹血糖 6.2mmol/L，已无明显口干口渴，舌苔已化。嘱其西药减量，继续上方治疗 14 剂。

【辨证解惑】

1. 学生提问：老师，您从六经怎么辨治糖尿病？

徐师答疑：治疗糖尿病，首辨阴阳。其中，阳证为少阳、阳明；阴证以太阴、少阴、厥阴为主。主要有以下几个证型：少阳阳明合病、少阳太阴合病、少阴精亏证、少阴阳虚证、厥阴寒热错杂证、厥阴虚寒证。

（1）少阳阳明合病

症状：口干，口苦，口渴，汗出，小便灼热。

舌象：舌质偏红，苔薄黄。

脉象：脉弦滑。

辨证：少阳阳明合病。

方药：小柴胡汤合白虎汤加味。

（2）少阳太阴合病

症状：口干或者口苦，腹胀，大便溏稀。

舌象：舌质偏红，苔黄腻。

脉象：脉两关不调。

辨证：少阳太阴合病。

方药：柴胡桂枝干姜汤。

另外，此类患者亦常常表现为尺脉弱，少阴肾阳不足。故可在前方基础上合用四逆汤温下，取少火以生气之意，离照当空，阴霾自散，痰湿得化，血糖得降。

（3）少阴精亏证

症状：口干，无神，乏力，腰酸，大便干结，夜尿多，下肢冷。

舌象：舌质偏红，苔白腻。

脉象：两尺弱。

辨证：少阴精亏。

方药：填精化气汤（引火汤合四逆汤）。

（4）少阴阳虚证

症状：口干口渴，腰酸，畏寒肢冷，下肢水肿。

舌象：舌淡胖，苔白腻。

脉象：脉沉弦或沉细。

辨证：少阴阳虚证。

方药：真武汤加味。

（5）厥阴寒热错杂证

症状：口干，口渴，失眠，面色㿠白，大便溏稀。

舌象：舌苔白腻，伴有舌下静脉怒张。

脉象：脉左关弱。

辨证：厥阴寒热错杂。

方药：乌梅丸。

乌梅丸引起的失眠特点，常常表现为睡眠表浅或者凌晨 1～3 点易醒，临床特点为整体虚寒、局部化热的寒热错杂证。

（6）厥阴虚寒证

症状：面色㿠白，四肢厥冷，伴有腿酸、乏力、口淡、大便溏稀。

舌象：舌苔白腻，伴有舌下静脉怒张。

脉象：脉沉细弦等。

辨证：寒凝血瘀证。

方药：当归四逆汤。

《医宗金鉴》甚赞其为"夹木力以壮火"之方，散寒凝，通气血。

2. 学生提问：老师，关于糖尿病降糖您有什么技巧？

徐师答疑：中医治病，不仅仅要改善症状，还要降西医实验室指标。有的中医反对西医，我认为恰恰相反，现代中医一定要与时俱进，西医的化验指标以及 CT、超声等检查也是中医望闻问切的延伸，西医的实验室检查是检验我们中医是否有疗效的关键。例如血糖数值的由高到低，是可以证明我们中医疗效的关键。我在临床中主张以"经方作为龙头，经验时方作为龙尾，专病专药画龙点睛"，很多的专病专药皆为西医的指标而设，比如全蝎配蜈蚣能降肿瘤 CA199 的指标，蝉蜕配地鳖虫可降蛋白尿指标，土茯苓配崩大碗可以降血肌酐指标，等等。这些专病专药就像西医靶向药一样，准确打靶，一击即中。

下面针对降糖的靶药，我总结如下。

（1）黄连降糖

早、中期的糖尿病主要是以火热内盛为主。仝小林院士认为糖尿病早、中期多处于郁热阶段，虚证不甚，表现为肝热、胃热、肠热、湿热、痰热、毒火等一派火热内盛之象，故治疗应以清泄火热为主。黄连，其清火泄热功著，同时兼具降糖功用，对于早、中期肝胃郁热、胃肠实热、痰热互结、三焦火毒等火热炽盛者尤为合宜，且剂量一般为 30～60g。对于血糖极高，甚至出现糖尿病酮症者，需清泻火毒，直折火势，此时黄连用量可达 60～120g。我在临床中使用仝院士经验，屡用屡效。

（2）五味子降糖

五味子，性温，五味俱备，皮甘，肉酸，核中苦辛，都有咸味，酸咸为多。能敛肺气而滋肾水，益气生津，补虚明目，涩精强阴，退热敛汗，止呕止泻，宁嗽定喘，除烦渴，消水肿，解酒毒，收耗散之气、瞳子散大。古人善用五味子，如张洁古云："夏服五味使人精神顿加，两足筋力涌出。"李东垣云："收瞳神散大，火热必用之药。"

（3）蓝布正降糖

蓝布正这味草药，是我在贵州时学习民间中医用的一味草药。其性味辛、甘、平，具有镇痛降压、调经、祛风除湿、补虚益肾、活血解毒等功效。贵州当地的中医把它作为降糖的主药，与猪肉同煎服，后来发现国外医学文献中也有证明本药有治疗高血压、糖尿病的效果。我在临床中试用，有比较好的疗效。

（4）龙葵降糖

龙葵是一味抗癌非常好的药。它的果实味酸甜，性寒，功效清热解毒，散结利尿。在民间有人单用此果能降糖，后来我在糖尿病的治疗中也试用此药，发现确有降糖效果。

（5）山茱萸降糖

山茱萸，酸、涩，微温，可固精秘气，补肾温肝，强阴助阳，安五脏，通九窍。《圣济总录》云："如何涩剂以通九窍？《经疏》云：精气充，则九窍通利。"《经疏》一语而扩充之，实可发医人之慧悟也。能发汗，与通窍同义。汗属阴，阴血干枯，汗从何来？唯补阴助阴，始有云蒸雨致之妙。暖腰膝，缩小便。治风寒湿痹，温肝故能逐风。鼻塞目黄，肝虚邪客则目黄。耳鸣耳聋，肾虚则耳鸣耳聋，皆固精通窍之功。用山茱萸来降糖，主要取其酸收之性，我在临床中辨证的基础上加用，确有降糖效果。

（6）鬼箭羽配天花粉降糖

朱良春老师用此对药有诸多经验。天花粉配鬼箭羽有生津止渴、清解燥热的作用。天花粉可以生津止渴，鬼箭羽善清阴分之燥热，两药合用，正可针对糖尿病阴虚内燥之病机。而鬼箭羽又具活血化瘀功能，对糖尿病并发心脑血管、肾脏、眼底及神经系统等病变，有改善血液循环、增强机体代谢功能的作用。实验研究证明，鬼箭羽所含之草酰乙酸钠能刺激胰岛细胞，调整不正常的代谢过程，加强胰岛素的分泌，从而降低血糖，有治疗、预防的双重功效。

（7）红参降糖

在人参、党参、太子参、西洋参、红参等诸参中，红参、西洋参有明显降糖的效果。党参治胃补中，太子参比较平和，它们用上去不会降糖。所以，我在降糖过程中，一般选择红参降糖，以红参、麦冬、五味子为主方加减，红参有双重作用，低血糖者可以升糖，高血糖者可以降糖。舌红口干甚者，选用西洋参。

（8）知母降糖

知母味辛性苦寒，能泻肾家有余之火和膀胱邪热，还能清肺胃之热。糖尿病患者，尤其口渴的患者，可重用知母 30~50g，止渴降糖效果非常佳。

（9）地骨皮降糖

地骨皮甘、淡而寒，能够降肺中伏火，除肝肾虚热，能凉血，治五心烦热，热郁于内，治疗吐血、衄血、消渴、咳嗽。糖尿病凡是有相火妄动之虚热，舌头比较红的，皆可以地骨皮配生地黄来治疗，地骨皮可用 30g。

3. 学生提问：西医对糖尿病的饮食控制十分严格，您有什么见解？

徐师答疑：中医虽有肥甘厚味可以致渴的论述，但不能死于句下，更不能囿于此。本病属于虚，虚则补之。如果严格控制饮食，虚弱之体将何以得其营养？疾病何时有转机？按照西医的观点来说，蛋白质、糖、脂肪是人体的三大营养元素，相互关联，相互影响。在人体中如果糖的代谢出现紊乱，必然导致蛋白质吸收障碍和影响脂肪的代谢。控制饮食可以，但不要使虚者更虚，犯虚虚实实之戒。

4. 学生提问：老师好！糖尿病皆从火来治，您认为这个说法准确吗？

徐师答疑：从历代医案来看，治疗消渴病皆以黄连配生地黄为主药，黄连清实火，生地黄滋阴凉血降火。我在临床中观察发现，很多糖尿病患者皆可见到火的症状，如口干、口苦、口渴、大便干结等。

我认为，糖尿病有实火和虚火之分，早期以实火为主，主要是肝火、心火；晚期的火主要以虚火为主。《金匮要略》云："见肝之病，知肝传脾，当先实脾。"这里有两层意思，肝病会传脾，脾病会传肝。

糖尿病早期阶段，主要表现肝火与脾虚，病理上肝病会传脾，脾病会传肝，临床表现为口干，口苦，腹胀，大便黏滞不爽或者便溏，临床中当分清肝火重还是脾虚重。糖尿病晚期阶段，常常见到虚火证，为水不胜火，正如古人云"水亏而火旺，肾败而水难敌火"。

5. 学生提问：老师好！您上面讲到用真武汤治疗糖尿病，请您讲一讲它的机理是什么？

徐师答疑：我认为，糖尿病类似于中医消渴病中的下消，其本质在于津液的代谢异常。张仲景在《金匮要略》中提到消渴，其原文如下："男子消渴，小便反多，以饮一斗，小便一斗，肾气丸主之。"男子消渴，为什么不说女子消渴？《素问·阴阳应象大论》云："年四十，而阴气自半，起居衰矣。"这里指的是男子肾精亏损。古人云："肾败则脾败，脾败则土不制水。"肾精亏虚，精不能化气，气不化水，津液不能上达而致消渴。同时，肾阳衰微其实是本病之本。近代医家桑景武先生认为消渴病以燥热为标、阳虚为本。他在临床中注意到很多消渴病患者，久施养阴清燥之品罔效。细审其证，确无阴虚之明证。虽口渴无舌红少津，反多舌淡齿痕、苔滑之象，每见阳衰诸症。肾阳亏虚，气不化津，津不上达而口渴，有降无升，水谷精微不布，反随小便排出而小便清长。我在临床常用真武汤，其中附子需用 20～50g，茯苓、白术各 50～100g，阴甚者加人参。

《伤寒论》中关于真武汤的条文有两条。第 82 条："太阳病发汗，汗出不解，其人仍发热，心下悸，头眩，身𪏆动，振振欲擗地者，真武汤主之。"用于治太阳病误汗，传入少阴，乃为救误而设。第 316 条："少阴病，二三日不已，至四五日，腹痛，小便不利，四肢沉重疼痛，自下利者，此为有水气，其人或咳，或小便利，或下利，或呕者，真武汤主之。"这两条，一个是太阳病，另一个是少阴病，皆为水气病，其根源在于肾阳衰微，水气不化。气不化则津不行，津不行则渴不止。阳回则津回，津生则热除。方用大辛大热之附子温肾助阳化气，茯苓、白术健脾渗湿，白芍敛阴和阳，生姜味辛性温，既可协附子温肾化气，又能助苓术健脾和中，共奏温和化气之功。

治失眠三分法，六经辨火是关键

导语：失眠辨治分三类，入睡困难属火，多从少阳、阳明、少阴论；早醒多从
　　　太阴、少阴论；浅睡则多在厥阴。

2023 年 10 月 10 日，一位周姓 54 岁的女性患者来到诊室。她的主诉是失眠 7～8 年，每天晚上几乎只能睡 2 小时。西医诊断为"焦虑症"，予以酒石酸唑吡坦片、艾司唑仑片等药物治疗，但患者仍然有心烦意乱、眩晕、头痛、记忆力减退等症状。后找多名中医治疗，先后以酸枣仁汤、温胆汤加减治疗，未见明显疗效。经朋友介绍，特来门诊求治于我。

我望其体态颇丰，面色暗红粗糙，听其说话声音洪亮。我仔细地看着患者，亲切地问道："您失眠表现是入睡困难、醒得过早还是睡眠表浅？"周女士回答："主要是难以入睡，入睡后噩梦连连。"我接着问："平时口干吗？"她说："平时口干，但喝水不多。"我继续问道："大便怎么样？"她说："大便偏干。"我察其舌脉，舌红苔薄黄腻，脉两关弦滑上冲。

归纳患者四诊信息如下：

（1）体态颇丰，面色暗红粗糙。

（2）声音洪亮。

（3）入睡困难，睡后梦多。

（4）口干，饮少，大便干。

（5）舌红苔薄黄腻，脉双关弦滑上冲。

张仲景对于失眠的症状多有描述，下面我们回顾一下相关条文。

《伤寒论》第 79 条言："伤寒下后，心烦腹满，卧起不安者，栀子厚朴汤主之。"这句话有两个关键点：第一，心烦说明上焦胸膈有热，与虚烦鉴别，应属于实证；第二，腹满属于中焦气滞。

第 303 条云："少阴病，得之二三日以上，心中烦，不得卧者，黄连阿胶汤

主之。"这句话说明，心烦欲寐是少阴病的特点。如果心烦，但欲寐，是假烦。烦而欲寐，系真阳下虚，虚阳上格，火不得降，水不得升，治疗宜温下焦，引火归原。若心中烦，不得卧，此为里阴虚火旺证，即黄连阿胶汤证。这里注意区别，心烦欲卧为阳虚，心烦不得卧为阴虚。另外，此为少阴热化证，黄连阿胶汤中的黄连是泻心火之品，泻火即是补肾。此方的亮点是用阿胶、鸡子黄等血肉有情之品来填补真阴的不足。我通过大量临床实践发现阿胶能补任脉，任脉根于肾脏，古人认为，肾脏之精液，一从任脉而出于廉泉，一从脊髓空而上通于脑。中医历来重视唾液，并以唾液盈亏感知真阴之消长，比如髓海空虚、眩晕厥仆可诊断为任脉病。首先，足三阴经脉皆循行少腹，而隶属于任脉，凡精、血、津均为任脉所司，故前人称任脉为"阴脉之海"。其次，气滞、气逆、血瘀、水阻、寒客、热伏皆与任脉失调有关。我总结甲状腺结节、肺癌、心脏疾病、肝癌以及肠癌皆与任脉病变有关，故皆可以加阿胶。

第107条云："伤寒八九日，下之，胸满烦惊，小便不利，谵语，一身尽重，不可转侧者，柴胡加龙骨牡蛎汤主之。"本条文有以下关键点：第一，这里描述的有少阳证，出现口干、口苦，严重口渴；第二，可见三焦症状，上焦表现胸闷、心慌、心烦、惊悸不安，严重出现谵语，中焦可出现腹胀、腹满，下焦出现小便不利；第三，出现躯体症状，或感身重，或感肢体不能转侧；第四，舌苔往往见于白腻苔或者黄腻苔，脉象两关常见到弦滑有力。此方证病机为邪犯少阳，弥漫三焦，表里俱病，虚实并见。

《金匮要略》云："虚劳虚烦不得眠，酸枣仁汤主之。"本条有三个关键点：第一，虚劳代表五脏气血阴阳皆亏，根据患者具体情况有不同偏向，其脉象可以是浮大、滑大、洪数，也可以为沉细小弱；第二，虚劳可以导致虚火，虚火导致虚烦，因五脏亏虚常常导致阴阳的偏胜和偏衰，真火和假火同时出现，导致不寐；第三，肾水不上交心火，心火无制，故烦而不得眠，用酸枣仁汤治疗虚劳虚烦，方中用酸枣仁为君，知母滋肾，茯苓、甘草调和其间，川芎入血分解心火之躁烦。

从仲景几个条文来看，失眠与火有直接的关系。火有虚火、实火之分。回到本病案，此患者体丰，素体痰湿；面部暗红及舌苔薄黄腻，表明体内有湿热；患者声音洪亮，属于阳明湿热证；心烦，口干，难以入睡，头晕头痛，皆属于少阳证；脉弦滑代表少阳阳明合病夹有痰饮。四诊合参，辨为少阳阳明合病夹湿热证，故选柴胡加龙骨牡蛎汤加减。

处方如下：

柴胡 10g	黄芩 9g	龙骨 30g	牡蛎 30g
代赭石 30g	茯神 10g	桂枝 10g	白术 10g
枳壳 10g	竹茹 10g	大黄 10g	琥珀 5g
龙齿 10g	青蒿 10g	决明子 10g	

共 10 剂。水煎服。

二诊，患者自述睡眠明显好转，继续上方 10 剂。

【辨证解惑】

1.学生提问：老师，您说过失眠与火关系非常密切，请您谈谈对火的理解。

徐师答疑：中医的火，有君火、相火、命门之火及六气之火。首先谈谈火的性质，火的性质是炎上的，与水相对应的。火性热，水性寒，火为阳，水为阴，这就是中医的阴阳概念。中医讲水火既济，火向下、水向上，水火相交即为既济。自然之规律，水可以灭火，火盛可以把水烧干。而对于人体来说，火就是人体的阳气，正如《素问·生气通天论》所云："阳气者若天与日，失其所则寿不彰。"对于自然界来说，火就是太阳，有了太阳，才有四时的变化与生物的生长化藏。人体中的君火为心火，而相火系于肝肾，又分为龙雷之火，雷火归于肝，龙火归于肾。相火与君火的关系在于，相火为本，君火为神。君火好比火上面的光焰，相火为火焰下面的火。火是活的，光焰是虚的，火体现一个位，光焰体现一个神。没有火就没有火焰，所以相火为君火的根本。

正常生理情况下，君火以明，相火以位，百病不生。而对于失眠来说，常常由多种火的异常而导致：第一是相火偏亢，这里的相火常常是阴虚火旺；第二是龙火不藏，属于"命门火衰，寒中之变"；第三是外来的实火，如阳明火、少阳之火，皆可热扰心神，导致失眠不安。

总的来说，失眠主要分入睡困难、早醒、浅睡眠三方面。入睡困难主要是火，可分虚火、实火、虚实夹杂，实火者常表现在少阳、阳明，虚火者常表现肾精亏虚、龙雷之火上冲，可以从少阴论治。"阳气尽则卧，阴气尽则寤"。早醒考虑肾虚所致虚阳上浮，阴不敛阳，阳气不能顺利潜入阴分。浅睡眠主要表现在厥阴，以厥阴寒热错杂为多见。

2.学生提问：老师好！请您谈谈从六经辨治失眠。

徐师答疑：俞根初言："六经钤百病，为确定之总诀。"六经概括了脏腑、经络、气血生理病理的临床表现。六经病证是所属脏腑、经络病理变化表现的各种症状，根据证候表现的不同部位、性质、病机、病势加以分析归纳，分别定为某经病证，作为辨证施治的依据。《伤寒论》六经辨证的本质是讨论阳气的多少，即阴与阳的关系。不寐一证的共性病机特点为"阳不入阴，阴阳失交"，可以分以下几种类型。

（1）太阳蓄水证

临床表现：失眠，口干，小便不利，舌质偏红，舌苔白腻，脉左尺浮弦。

选用方剂：猪苓汤加味。

（2）太阳少阳合病

临床表现：头昏，失眠，腰酸，腿痛，口干，舌质偏红苔薄，脉弦细数。

选用方剂：柴胡桂枝汤加味。

（3）少阳阳明合病

临床表现：失眠，以入睡困难为主，伴有口干口苦或口渴，大便黏滞不爽，舌苔黄腻，脉弦滑数。

选用方剂：龙胆泻肝汤合酸枣仁汤。若病偏在少阳，我常用柴胡剂，重用龙胆草是关键。

（4）阳明胃热证

临床表现：经常失眠或通宵不眠、口干、脘闷、大便黏滞不爽，舌苔黄厚腻，脉滑大而实。

选用方剂：调胃承气汤加味。

（5）少阳阳明合病

临床表现：入睡困难，心情烦躁，兴奋与抑制交替存在，时语不休，时淡漠不语，常见头晕、头痛，且多伴有心血管疾病，可表现为胸闷，心悸，舌尖红，舌苔厚腻，脉象多见弦脉，或左关弦滑，右关弱。

选用方剂：柴胡加龙骨牡蛎汤加减。

（6）太阳蓄血证

临床表现：失眠，烦躁，口干，大便干结，舌边有瘀斑，脉弦细涩。

选用方剂：血府逐瘀汤、抵当汤、桃核承气汤三方皆可选择。根据大便的情况，可以用适量的大黄、芒硝，增加其剂量，以患者泻下几次为度。

（7）少阴热化证

临床表现：口干，心烦，失眠，舌质偏红苔少，脉细弦数尺弱。

选用方剂：黄连阿胶汤加味。若见舌苔白厚腻，舌质偏红脉浮者，可选用防己地黄汤。

（8）少阴阴亏阳浮证

临床表现：早醒为此型的主要特点，同时伴有腰酸，乏力，四肢怕冷，舌淡胖，脉两寸可见浮大，两尺沉细。

选用方剂：引火汤合潜阳封髓丹加减。

（9）厥阴寒热错杂证

临床表现：睡眠表浅或半夜两三点醒，口干、口苦，大便稀，舌尖比较红，舌苔比较厚腻，脉象左关弱为主。

选用方剂：乌梅丸加味。

（10）厥阴虚寒证

临床表现：睡眠浅，易早醒，伴有四肢怕冷，舌淡苔白，脉细弦。

选用方剂：当归四逆汤加阿胶。

3. 学生提问：老师好，请您谈谈您治疗失眠的专病专药有哪些？

徐师答疑：我在失眠疾病治疗中，总结出以下对药。

（1）琥珀配龙齿

琥珀，甘，平，归心、肝、膀胱经，有定惊安神、活血散瘀之功效。《本草纲目》认为其能安五脏、定魂魄、消瘀血、通五淋、壮心明目、止痛安神、破血生肌，临床常用于惊风、癫痫、心悸、失眠、癥瘕积聚、癃闭、小便不利等症。

龙齿，涩，甘，凉，归心、肝经，有镇惊安神、清热除烦之功效。临床常用于失眠多梦，心悸烦热，癫痫，小儿惊啼等。

龙齿琥珀散出自《女科百问》，此方治疗心神恍惚，睡卧不安。我认为，龙齿配伍琥珀可加强重镇安神的力量，在治疗顽固性失眠上有奇效。

（2）延胡索配徐长卿

当年我跟随国医大师朱良春学习，发现朱老治疗失眠常常在辨证基础上加延胡索、徐长卿，效果颇佳。我在临床中也广泛使用。延胡索辛、苦，温，归心、肝、脾三经，有活血、行气、止痛等功效，临床上多用于气血瘀滞痛证，如胃脘急痛，急、慢性扭挫伤，痛经，心律失常，冠心病等疾病。徐长卿，味辛、性温，归肝、肾两经，有祛风通络、止痒、解毒、消肿之功效。古人云

"止痛就能安神""祛风就能安神"，故二者配伍，能祛风调气，活血安神。临床上除治疗顽固性失眠以外，还可用于脘腹胀、风湿关节疼痛、湿疹、顽癣、风疹瘙痒等疾病。

（3）半夏配夏枯草

半夏味辛性温，归脾、胃、肺经，为燥湿化痰、消痞散结之药，常用于治疗寒痰、梅核气、瘿瘤痰毒等。夏枯草味辛、苦，性寒，入足厥阴、足少阳经，为清肝火、散郁结之药，常用于治疗肝火上炎的目赤肿痛、头痛、头晕，也用于治疗淋证、痰核等病证。

"双夏汤"是治疗失眠的古方，见于明代《重订灵兰要览》。我临床常选此方治疗失眠，正如《医学秘旨》所云："盖半夏得阴而生，夏枯草得阳而长，是阴阳配合之妙也。"两药合用，使"阴阳已通，其卧立至"。

（4）金雀根配豨莶草

金雀根又名土黄芪，味甘、微辛，性平，有活血通络、益气健脾之功，常用于治疗体虚乏力，浮肿，风湿痹痛，跌打损伤。还可用于治疗风湿免疫性疾病、高血压、哮喘等。沈丕安教授常用金夜汤治疗顽固性失眠，即金雀根、夜交藤、侧柏叶、萆草各30g，水煎服。

豨莶草，《新修本草》记载其"辛、苦，微寒，归肝、肾经，祛风湿，通经、解毒"。其苦寒入肝肾，有祛风湿、利关节、解毒之功效。常用于治疗风湿痹痛，半身不遂，高血压，风疹湿疮等。一般人认为，此药以祛风湿、利关节为主，但我在临床实践中发现此药能入于血分，可滋阴养血、解毒活血、燥湿健脾祛热、行肝健肾，故此药可对失眠、黄疸型肝炎皆有特效。豨莶草通过清肝肾之郁热以达到镇静安神的作用。而顽固性失眠患者多兼肝肾郁热，热侵心包，致心肾不交而失眠。在辨证论治的基础上加豨莶草20~30g，能增加疗效，减少复发。我在临床上常用金雀根配豨莶草治疗顽固性失眠，效果十分理想。

第十一讲

结节有形，六经气化用阳化阴

导语：肺结节之成，乃六经气化失司，阳不化阴而痰瘀凝滞。水精不能四布，五经不能并行，阴浊聚而成形。治当以"阳化气"为枢，医者须知，治有形之结，贵在调无形之气化，犹如日照冰山，非斧凿破冰，乃温煦化水之道。

2023 年 8 月 15 日的一个下午，窗外乌云密布，我正在给学生讲授肾病的诊疗经验。一位身材瘦小，面色㿠白的青年女性轻轻推门走进诊室，自我介绍说："徐老师您好，我是上海市瑞金医院陈主任介绍来找您看肺结节的。"说完就从包里拿出检查报告单，伸手递给了我。我示意她坐下，仔细看了检查报告，胸部 CT 显示双肺多发性磨玻璃结节影，左肺上叶较大结节灶大小约为27mm×16mm，边缘不规则；右肺下叶基底段见磨玻璃结节影 8mm×3mm。她继续说："上海专家通过影像判断有可能是肺癌，建议我立即手术切除，我心理负担比较重，回去以后与爱人商量，爱人主张先用中药调理一段时间，再复查结节大小，如果中医治疗效果不好再准备手术。经上海市瑞金医院陈主任建议先找您调理一下，再决定下一步治疗方案。"

我看完报告后，与患者说道："从我的经验来看，一般中药治疗 10mm 以下的肺结节效果比较好，在 10～20mm 治疗起来相对困难，大于 20mm 以上的结节治疗起来就非常困难，但中医改善症状的效果非常好。您看上去体质比较弱，需要调理 3～6 个月，到时候再复查 CT，看结节大小再决定。您看可以吗？"她激动地说："徐教授，非常感谢您，就按您的方案来。"我接着问她的具体症状："您最近咳嗽吗？有没有痰？"她回答："主要是咳嗽咽痒，早上起来加重，痰稀色白。"我继续问："口干、口苦、口渴吗？大便和睡眠的情况怎么样？"她一一回答："口不干不苦，大便正常，夜尿多，睡眠一般。"察其舌脉，舌胖大苔薄白，右寸脉浮弦沉取无力，左脉弱。

归纳患者四诊信息如下：

（1）身材瘦小，面色㿠白。

（2）咳嗽咽痒，痰稀色白。

（3）夜尿频多。

（4）舌胖大苔薄白，右寸脉浮弦沉取无力，左脉弱。

我对跟诊的学生说："这个患者的肺结节是太少两感病。"有一位同学惊讶地说："老师，请您讲讲为什么肺结节是太少两感病？"我解答道："肺结节属于有形之积，常伴咽痒、咳嗽、咳痰等症状，严重时出现胸痛，这些皆属于太阳病。而腰酸腰痛、大便溏稀、畏寒肢冷属于少阴病。而寒痰、湿痰、瘀痰等有形之邪，中医辨证属于阴证、寒证，病在三阴。"

我们再看一下少阴病特点。少阴一经兼水火二气，寒热杂居其中，或水化为寒，或火化为热，症状有寒热，有真假寒热，其典型脉证为脉微细，但欲寐。

《伤寒论》第301条云："少阴病，始得之，反发热脉沉者，麻黄细辛附子汤主之。"发热出现在太阳病时脉表现为浮脉，而在少阴病中表现为沉脉，这是由于里有虚寒，正气衰微，太阳之邪内陷少阴所致。生理上，太阳与少阴分属一表一里；病理上，太阳与少阴属于一寒一热、一虚一实。太阳为标，少阴为本。太阳主寒水，少阴主一身之水，太阳为气不化水，少阴属水不化气。太阳外邪不解，内陷少阴；少阴之邪转归，可从太阳而出。少阴之邪的来源，有的由太阳传经，有的为寒邪直中。对于沉寒痼疾之体，受寒之后最容易引起表里皆寒。少阴表里寒证，属于太阳少阴合病，既有太阳表寒症状，也有少阴里虚的症状。正如尤在泾所云："此寒中少阴之经，而复外连太阳之证，以少阴与太阳为表里，其气相通故也。"对于"发热"一证，属于太阳表证，当以汗解用麻黄，而"脉沉"是少阴里证，当用附子。发汗时已用麻黄，为何再用细辛呢？麻黄用枝，细辛用根，其形为一枝直上，根在下而与肾为至阴之位，所以取其能引麻黄入于至阴之地，而拔出其深入之邪也。

麻黄细辛附子汤有两种证型，一种为少阴不足，太阳之邪内陷，形成太少合病；另一种为寒邪直中少阴。我曾经治疗1例少阴直中病案，印象深刻。王某，男，28岁，巴东县人。患者房事后，开空调纳凉，1个小时后突然出现腹股沟及睾丸处剧烈疼痛，去医院急诊科诊治，诊断为急性睾丸炎，予以抗生素治疗后，仍然疼痛不止，后求治于我。刻诊症见：睾丸疼痛剧烈，口不干，畏寒肢冷，舌苔薄白润，根微黑，脉寸关微浮，两尺沉细。四诊合参，辨为少阴直中证。处方：麻黄5g，附片15g，细辛5g，甘草7g，吴茱萸7g。3剂。用葱白半斤与大青盐炒热外敷患处，每日1次。外用1剂后患者电话告知我疼痛明显好转，3剂后患者痊愈。

麻黄细辛附子汤为我临床最常用的经方之一。凡外寒客于足少阴肾经，即使外无太阳表证者，亦可应用。原方是麻黄与细辛用量相等，而我的临床经验是细辛用量应该少于麻黄，煎煮时间不宜过久，因为细辛辛香气窜，煎煮时间较长，药力反易耗损。

麻黄细辛附子汤辨证要点：一者，辨寒热，患者可见有不同程度之恶寒，感邪轻者，恶寒亦轻，感邪重者，恶寒亦甚，或见低热或无热，即所谓"无热恶寒者，发于阴也"；二者，辨汗液，无汗为主要使用指征之一，若有汗出，原则是不用此方；三者，辨脉，这一类患者多为沉脉，或沉迟，或沉弱、沉细，比如哮喘、慢性肾炎患者无表证，但见右寸弱者也可以用此方；四者，辨舌象，患者舌质多偏淡，舌苔白滑或白腻，以阳虚夹寒湿多见；五者，辨其他症状，少阴经脉循于喉咙，腰为肾之外府，寒客少阴经脉，出现咽痛、腰痛等皆可应用，如咽喉肿胀微痛甚，而色泽暗红，且舌质较淡，可用麻黄细辛附子汤；六者，凡体弱阳虚，或肾阳虚，房劳后感冒，苔薄白润者皆可应用。我在临床中应用麻黄细辛附子汤的范围非常广，从头面部的肿瘤，到三叉神经痛，到牙痛，到耳聋，到过敏性鼻炎，到干眼症，到颈椎病，到哮喘，到椎间盘突出，到乳腺肿瘤，均可治疗。凡是邪气内陷不能外出的，病属三阴的，患者见白腻苔，舌胖大有齿痕，脉沉细，或寸关脉浮，而尺脉沉细，都可选麻黄细辛附子汤作为主方。

该患者平素体弱、夜尿频，脉沉当属阳虚之体，少阴不足。咳嗽、脉浮弦，外有太阳之邪，邪气内陷少阴，辨为太少两感证。太阳经为人体之屏障，最易受邪，太阳受邪，机体内外皆受影响。太阳寒水，外寒闭阻，气不化水，肺气不畅，通调水道失职，水湿痰饮潴留，故出现咳嗽、咳痰。柯琴曰"少阴为太阳之底板"，故本案中核心病机为素体阳虚导致太阳之邪内陷于少阴，用麻黄细辛附子汤以温托透法，复气化，消结节，加虫类药物以搜风剔络，解毒散结。

处方如下：

麻黄 3g	附子 7g	细辛 3g	茯苓 10g
全蝎 1g	徐长卿 10g	海藻 20g	昆布 20g
白前 10g	前胡 10g	桔梗 10g	肿节风 10g
制天南星 10g	防风 6g		

共 14 剂。水煎服。

二诊：药服 14 剂后，患者咳嗽减轻，白痰减少，咽痒减轻，月经血块较多，故仍以上方加三七、三棱、莪术、丹参，水煎服，共 14 剂。

三诊：咳嗽基本消失，偶有微咳及咽痒，夜尿减少，舌胖大好转，以上方继服 14 剂。

上方加减治疗 3 个月后，患者于当地医院复查胸部 CT，结果示左肺上叶结节灶大小约为 16mm×9mm，右肺下叶结节影 4mm×2mm。

【辨证解惑】

1.学生提问：老师，请您详细讲讲怎么从六经辨治肺结节？

徐师答疑：六经乃百病之纲。我在临床中应用"六经辨证"来治疗肺结节，效果十分理想。我从大量临床中发现肺结节病大多是两经、三经合病或并病，这是伤寒的特殊规律。邪气由太阳到厥阴，正气来复之时，则由厥阴转枢太阳，升降出入，阳气为基，气化为要。肺结节初始以少阴先虚为本，病变以太阳经受邪为主，太阳失和，肺气失宣，邪气内陷，夹杂痰湿。病入少阴时，形神俱衰，虚寒为本，阳虚阴虚。水从寒化，阴成形，形成结节；水从火化，阳盛阴虚，结节发展加快。我根据多年临床经验体会，将肺结节分为以下几种类型。

（1）太阳阳明合病

太阳之表不解，邪郁肌表，水寒之气不能从汗而解，内迫大肠，入里化热，可出现太阳阳明证。症见口干、咳痰黄、咽部充血、腹胀、大便黏滞不爽、舌苔黄腻、脉滑数，偏于里者常选《千金》苇茎汤合用小陷胸汤加龙葵、石上柏、白英；若见下利，可选《千金》苇茎汤合葛根芩连汤加龙葵、石上柏、白英；兼见喘满者可用麻黄杏仁甘草石膏汤；偏于太阳表者，项背强几几，可选用葛根汤加减治疗。

（2）太阳太阴合病

若患者平素脾胃虚弱，见纳差、胃不适、便溏、脉沉细或浮细无力等太阴虚寒之征，多用桂枝汤合理中丸。据其虚寒程度的不同，轻者采用理中汤加减，重者采取四逆汤、附子汤化裁，共奏温中健脾、散寒化湿之功。

（3）太阳少阴合病

久病体虚，太阳外邪不解，内传少阴，可出现太阳少阴合病。临床表现为咳嗽、咽喉干痒、流清涕、畏寒肢冷，大便溏稀，舌苔白腻等，寸关脉弦细，尺弦，以少阴为主者，当选麻黄细辛附子汤。

（4）少阴精亏虚阳上浮证

临床表现为咳嗽，口干，失眠，面红，下肢冷，腰酸，舌苔白腻，寸关脉大、尺脉弱。选择引火汤合用封髓潜阳丹进行治疗。

（5）厥阴寒热错杂证

肺结节病至厥阴，临床可见半夜咳嗽、咽痒、口干口苦而耳鸣心烦、便溏、纳差腹胀、浮肿，脉左关弱，可用乌梅丸加减治疗。

2. 学生提问：老师，为什么现代人有肺结节的这么多？肺结节形成的机制是什么？请您讲一讲。

徐师答疑：人活一口气，肺结节与外界环境密切相关。肺结节大致由七种原因导致：一是环境污染，二是压力，三是空调饮冷，四是久居湿地，五是嗜食肥甘，六是熬夜损阳，七是房事不节。

肺在胸中，然胸中乃气血转输之地，气血流畅则滋养百脉。因肺与外界相通，极易受邪，若外邪侵入，邪气痹阻，机体阳气损耗，肺气化宣降功能失常，诱发通调水道及助心行血作用减弱。凝为痰，聚为饮，致使血运不畅，瘀血停留，痰饮和瘀血相裹，积久所致肺结节。

肺结节的形成与虚、痰、瘀、毒有关，其中"虚"主要表现为肺、脾、肾三脏亏虚，痰为病因产物，痰阻碍气机导致，痰瘀互结成毒，毒则包含热毒、寒毒以及瘀毒，最终导致结节的发生。

3. 学生提问：老师好！麻黄细辛附子汤是发汗剂吗？请您讲讲您用此方的临床经验。

徐师答疑：麻黄细辛附子汤也属于汗法当中的一种，它是麻黄汤的变方。麻黄汤和桂枝汤属于阳汗法，以辛温发汗，开腠理，通水道；而麻黄细辛附子汤属于阴汗法，古人云，病在三阴取之于少阴，因为少阴为阴枢，可以破阴回阳，斩关夺将，温经通络，消散阴霾之气。

少阴病本来是不可以发汗的，而太阳病必须发汗。此条是太阳之邪内陷少阴，病之来路即病之去路，所以邪气进入少阴以后，要让它从少阴出太阳。怎么出呢？第一是开太阳，第二是宣中焦营气，第三是起下焦元气。所以用附子是鼓舞少阴之真阳，用细辛是承接内外、温通温宣，麻黄是开太阳。附子是麻黄的原动力，细辛是通调内外的管道，微发其汗，使邪气从少阴而出。

我在临床使用麻黄细辛附子汤不局限于太少两感证，主要着眼于寒客少阴肾经，即使没有太阳表证者，也可使用本方。我之经验，细辛用量少于麻黄，煎煮时间不宜过久，5～7分钟即可，若煎煮时间较长，药力反易耗损。

4.学生提问：老师好！古人云"细辛不过钱，过钱命相连"，您对此药有什么经验？

徐师答疑：我不同意古人这种说法。宋朝陈承在《本草别说》中首次提出细辛限量的问题："细辛若单用末，不可过半钱，多则气闭塞不通者死。"这可能与宋朝用散剂有关，后人忽视了陈承之说有前提，即"单用末"，并未明确指出水煎内服汤剂中细辛常用剂量范围，后被误传为"细辛不过钱"。

2020年版《中国药典》中细辛的用量为1～3g，入散剂则是每次服0.5～1g；《伤寒论》中细辛最常用的用量为2～3两，最高用量为6两（如乌梅丸），相当于现代27.84～41.76g；《千金方》记载附子散中细辛的用量6两（约合30g）。由此可见，古人用细辛无论丸剂、散剂、汤剂均不会仅仅用3g。

《本草约言》云："细辛温腹内之阴寒，破胸中之结滞，止少阴之头痛，当少用之，独活为使。散诸经之风气，治邪在里之表药也。"我在临床中总结细辛临床应用如下。

（1）细辛治疗哮喘

急性哮喘以冷哮为多，寒包火的也不少，小青龙汤治疗这两种哮喘疗效甚佳。干姜、细辛、五味子是仲景治饮的专药，一开一收，开阖同用。急性咳嗽重用细辛，少用五味子；慢性久咳少用细辛，多用五味子。这是我治咳之心法。

（2）细辛外敷疗阳痿

细辛 3g，丁香 3g，打粉敷肚脐，每日 1 次，对下焦虚寒引起的性功能障碍有明显疗效。

（3）细辛治疗输卵管不通

通过反复临床实践，我总结出细通煎治疗输卵管不通有良效，其组成：细辛 5g，路路通 15g，益母草 30g，当归 12g，鹿角片 10g，桂枝 8g，红花 12g，苏木 12g。

第十二讲

危急重证，当法中有法，急下是关键

导语：尿毒症乃少阴阳衰、浊毒壅塞三焦之危候，其机如油尽灯枯而烟霾蔽室。少阴急下法非徒攻逐，实为"以通为补"之妙。医者当如走钢丝，时刻平衡攻补之力，方能在浊毒弥漫中辟出生机。

2022年8月28日，我正在门诊出诊，一位中年妇女推着轮椅走进诊室，轮椅上坐着一位老年患者。患者面色黧黑，神色淡漠，神疲乏力。"我爸爸得了尿毒症，您救救他吧。"这位女士着急地说。我连忙让其坐下，她说："我父亲有慢性肾病十余年了，时轻时重，一开始有下肢水肿，经过住院治疗后，下肢水肿消失了。我们当时以为病情稳定了，所以最近1年来就没做任何治疗。1周前他突然出现头晕、恶心，我们紧急赶到医院就诊，查肾脏彩超显示双肾萎缩，肾功能检查示血肌酐625μmol/L，尿素氮26.53mmol/L，医院建议立即住院，进行血液透析治疗。因为家里经济实在困难，没法支持透析，所以抱着试一试的态度，求您帮助他延长一段寿命即可。"

听到这儿，我心情很沉重，心里想，一个重大疾病真的会导致一个家庭的崩溃。于是说："我会尽全力想办法。"接着开始问诊："您主要是哪里不舒服？"老人有气无力地说："主要是头晕，恶心，不想吃东西。"我继续问道："您口干口苦吗？大便怎么样？"他说："目前口苦特别厉害，口渴但不能多喝，喝多就有呕吐的感觉，大便3天一次，很干。"我继续问："您还有哪里不舒服？"他回答："我腰酸得厉害，不能站立，需要坐轮椅才能外出。"随后，我察其舌脉，舌淡胖边有齿痕，苔黄腻，脉弦滑，两尺脉弦硬紧。

综合四诊后，我陷入沉思，这个病该如何来辨？按照传统的中医观点，脏腑辨证可能会补肾治疗。如果按六经治疗，到底应该怎么来治？我问了在场跟诊学生，他们皆觉得很难，有人认为可以用苏叶黄连汤，有人认为用六味地黄丸。

　　我们还是先归纳一下患者的症状特点。

> （1）面色黝黑，神情淡漠，语声低微。
> （2）头晕，恶心，纳差。
> （3）口苦、口干，不欲饮，便干。
> （4）腰酸。
> （5）舌淡胖边有齿痕，苔黄腻，脉弦滑，两尺脉弦硬紧。

　　患者目前存在呕吐、便秘的问题，要先解决哪个症状呢？解决呕吐可以用旋覆代赭汤、苏叶黄连汤，解决便秘，可以用大黄附子细辛汤、温脾汤，但这些都是治标法。我认为首要关键是攻下，攻下的目的是将毒素尽快排出体外。从患者的舌诊和脉诊来看，舌淡胖边有齿痕代表肾阳虚衰，苔黄腻代表湿毒内蕴，而脉弦滑、大便干结代表阳明热结。

　　我曾经读过许叔微的《普济本事方》，其中的一个病案让我印象深刻，主要是讲述大小柴胡汤的区别，其记载如下："有人病伤寒，心烦喜呕，往来寒热。医以小柴胡与之，不除。予曰：脉洪大而实，热结在里，小柴胡安能去之？仲景云：伤寒十余日，热结在里，复往来寒热者，与大柴胡汤，三服而病除。大黄荡涤蕴热，伤寒中要药也。王叔和云：若不用大黄，恐不名大柴胡。大黄须是酒洗，生用为有力。昔后周姚僧垣，名医也。帝因发热，欲服大黄药，僧垣曰：大黄乃是快药，至尊年高，不可轻用。帝不从，服之遂至不起。及元帝有疾，诸医皆谓至尊至贵不可轻服，宜用平药。僧垣曰：脉洪而实，必有宿食，不用大黄，必无差理。元帝从之，果下宿食乃愈。"由此可见，大柴胡汤的脉象为实脉，可表现弦、大。理论上，按照六经抓主证的观点，见到心烦喜呕，往来寒热，用小柴胡汤是没有问题的，但为什么效果参差呢？其实，脉诊是其关键。小柴胡汤的脉象是弦细、弦弱或者细弦弱，而大柴胡汤则不是。我们抓主证的核心在于抓脉象。

　　我们一起来重温经典，再次对仲景的大柴胡汤进行研究与总结。《伤寒论》第 165 条言："伤寒，发热，汗出不解，心中痞硬，呕吐而下利者，大柴胡汤主之。"第 136 条言："伤寒十余日，热结在里，复往来寒热者，与大柴胡汤。"第 103 条言："太阳病，过经十余日，反二三下之，后四五日，柴胡证仍在者，先与小柴胡汤。呕不止，心下急，郁郁微烦者，为未解也，与大柴胡汤，下之则愈。"《金匮要略》言："按之心下满痛者，此为实也，当下之，宜大柴胡汤。"

　　从以上条文中我们学习到大柴胡汤的几个关键点：第一是发热，其特点往往是高热、稽留热，伴有口干、口渴，可有轻度恶寒；第二是呕吐，其典型特点是呕吐剧烈，而在临床中心烦喜呕较多；第三是心下不适，典型的是心下满痛，不典型的是心下胀满；第四是心里焦虑、易怒；第五是大便往往干结。

　　我们再看看其他医家对大柴胡汤的应用经验，我最推崇的是著名经方家胡希恕先生的经验，其医案如下：患者，男，36 岁，中学教师，病案号 143153。初诊日期 1964 年 4 月 29 日，3 年前因食青辣椒而引发哮喘，始终未离西药治疗，迄今未愈，冬夏无休，每次发作，常因偶尔咳嗽或喷嚏引发。自觉消化不好，大便干燥即为将发之预兆。发作时喘满胸闷，倚息不得卧。曾在长春、沈阳、哈尔滨等各大医院治疗均不见效而来北京治疗。来京亦多处求医，曾用割治疗法，两侧颈动脉体手术等疗法，皆毫无效果。又多处找名中医诊治，一名中医以宣肺定喘、补肾纳气等方药治疗 7 个多月，症有增无减，并告之：伤色太甚，虚不受补。颇感精神痛苦，以至绝望。计返故里等死，后听他人介绍，到胡希恕先生这里最后一试。现在症状：喘闷，胸腹胀满，昼轻夜重，晚上哮喘发作，倚息不得卧，大汗淋漓，口干，便秘，心中悸烦，眠差易醒，舌苔薄白，脉沉缓。据证与大柴胡合桂枝茯苓丸加生石膏汤：柴胡四钱，黄芩三钱，半夏三钱，生姜三钱，枳实三钱，炙甘草二钱，白芍三钱，大枣四枚，大黄二钱，桂枝三钱，桃仁三钱，茯苓三钱，牡丹皮三钱，生石膏一两半。二诊：上药服第二剂后，症状减轻，服第三剂时，大便通畅，哮喘已，胸胁满、腹胀、心中悸烦均不明显，已不用西药氨茶碱等，上方继服三剂。三诊：出差来京，告知病情，两年来曾数次感冒咳嗽，但未出现哮喘。胡老用大柴胡汤来治疗哮喘，发前人之未发，哮喘从少阳阳明论治，目的在于将邪气从少阳转枢到太阳而出，同时从阳明攻下，给邪气予出路，取得良好效果。胡老用大柴胡汤的指征，一是有柴胡证，二是属于里证。柴胡证包含口苦、咽干、目眩、弦脉、胸胁苦满、往来寒热等少阳病特异性症状。里证，包含胃家实或身热汗自出等阳明外证。

由大柴胡汤，我想到少阴三急下。这与本案中患者的病机非常相似。我们先看一下少阴三急下。《伤寒论》第320～322条的条文描述："少阴病，得之二三日，口燥咽干者，急下之，宜大承气汤。""少阴病，自利清水，色纯青，心下必痛，口干燥者，急下之，宜大承气汤。""少阴病，六七日，腹胀不大便者，急下之，宜大承气汤。"从条文可知"三个急下之"的几个关键点：第一，少阴本虚肾水枯竭，此时又出现口燥咽干，热淫于内，故急下之，急下热结以存阴；第二，少阴本虚，热结旁流是水亏，肝胆火灼，胆汁入肠道，下利纯青，故急下之；第三，胀满系少阴之邪从阳明而出，因势利导攻邪而出，故急下之。

古代医家柯韵伯则提倡"热淫于内，肾水枯涸，因转属阳明"。而我认为少阴热化，津液枯竭，有两个转归：一转属厥阴，最后阴阳离决；二转属阳明或太阳，目的是邪气从阳明、太阳而出，从阳明走，仲景选用了大承气汤，适用于热实结于内，若热结于气分。仲景用于急下的大承气汤与大柴胡汤的区别是什么？从部位上来看，大柴胡汤证偏于中、上，承气汤证还是偏于下，症状见心下硬满拒按而大便燥结。我认为，大柴胡汤中实际上包含了少阳的和法以及阳明的下法，不是单纯通便走阳明，其在清里热的同时还有使邪气从少阳转枢外透之功。我临床常用大柴胡汤加桂枝、芒硝来急下，不仅助阳明之泻，还有利于助邪气从少阳转枢于太阳而出，上下皆有出路。汪昂的《汤头歌诀》说：

"大柴胡汤用大黄，枳实芩夏白芍将。煎加姜枣表兼里，妙法内攻并外攘。"汪昂的歌诀里面最后一句话意味深长，内攻并外攘。正如仲景所云"三阳之病取之于少阳"，灵活地运用大柴胡汤可以达到解表攻里之效。从大柴胡汤组成来看，可以看作小柴胡、小承气合而为一方。也可以看作小柴胡汤与枳实芍药散的合方，少阳固不可下，然兼阳明腑证则当下，故合小承气汤。

回到本案，此患者慢性肾脏病10余年，有"少阴先虚"之证，此时出现口干、口苦、口渴、大便干，脉弦滑数，当急下之。

慢性肾功能衰竭是由各种肾病持续发展而形成的一种晚期严重综合症群。肾脏排泄和调节机能失常，导致一系列代谢紊乱的出现，如血液氮质及代谢物浓度升高或滞留、酸碱失衡、水液代谢紊乱等，临床表现水肿、排尿异常等。本病属于中医"虚劳""水肿"等范畴，肾病日久，肾气衰败，气化失司，湿浊尿毒不得下泄，以致少尿或无尿，或以精神萎靡、面色无华、口中尿味等为临床表现。肾元虚衰、水毒潴留是尿毒症的关键，水毒入血是尿毒症的病理机制。水能生气，气能化水，水能病血，血能病水；气不化水则小便不通，尿毒症乃水病及血之证。

从六经辨证来看，此病归属于少阴病。少阴病常常有寒热两端，故有两个转归：一是少阴热化证，二是少阴寒化证。少阴热化有三种情况：一是灼伤津液，二是大便干结，三是肾精亏损。所以在少阴热化阶段，当以截断法阻止病情发展。少阴热化有两个转归：一是出太阳，二是出少阳阳明，在症状方面，常常出现太阳少阴合病，少阳阳明少阴合病。少阴寒化常常现两个转归：一是水饮泛滥，二是少阴转厥阴。

此患者面色黧黑，神情淡漠，语声低微，舌胖大有齿痕，两尺弦紧硬，为少阴亏损；而头晕，恶心，纳差，口苦，为少阳证；便干、脉弦滑数为阳明证；综合辨为少阳阳明少阴合病。在治疗上，当先治少阳阳明以急下之，而对于少阴肾精亏损，当以填精固护元气为主，故以两方同治，交替使用，达到祛邪不伤正的目的。

处方如下：

第一方

柴胡 15g	黄芩 9g	栀子 9g	大黄 15g
枳实 15g	芍药 30g	半夏 12g	桂枝 6g
芒硝 5g	蒲公英 30g	夏枯草 30g	生石膏 30g
知母 15g	土茯苓 60g	积雪草 50g	甘草 7g

共 7 剂。浓煎，隔日 1 剂。

第二方

熟地黄 100g	大黄 10g	附子 10g	益母草 30g
芒硝 5g	黄芪 50g	丹参 20g	土茯苓 60g
六月雪 15g	积雪草 30g	当归 20g。	

共 7 剂。浓煎，隔日 1 剂。

14 剂药后，患者家属欣喜告知：患者腰酸、大便干等症状已完全改善。复查肾功能：血肌酐 275μmol/L，尿素氮 9.25mmol/L。患者及家属对治疗效果甚是满意，继续以益肾通利法善后。

【辨证解惑】

1.学生提问：老师的治疗特色重点在脉诊，是否可以详细讲一讲慢性肾脏病的脉诊？

徐师答疑：肾病患者之脉常见到两尺脉沉弱，此时主要以少阴肾精亏虚为主；若见尺脉弦硬，代表肾动脉硬化，弦硬越重代表肾脏萎缩越重，肌酐越高，预后越差，此为余在临床 40 年经验所得；如见右寸弱当重用黄芪以补气。

2. 学生提问：老师，在肾功能衰竭阶段，中医还可以从六经辨证治疗吗？请您讲讲相关经验。

徐师答疑：《黄帝内经》云"肾为胃之关也"。肾司开阖，肾气从阳则开，从阴则阖。肾病的发病机制，主要责之脾胃阳虚、三焦气化失常。因肾病日久、肾阳衰微、气化无权，以致肾关开阖不利，湿浊潴留，阻滞中焦气化，脾胃升降失职，从而出现尿闭、呕恶等各种症状。随着病情发展，往往出现阳损及阴、因虚致实之证，临床表现多为虚实夹杂。治疗必须分清主次，抓住主要矛盾，或扶正补虚，或祛邪逐实，或虚实兼顾，灵活施治。

肾衰竭临床可分为四种证型。

一为少阴热化，湿热上逆。表现为面色萎黄，腰酸乏力，胸闷，口中尿味，便秘，苔黄厚，脉细数，选用黄连温胆汤合温脾汤。若食入即吐，选用大黄 30g，白花蛇舌草 60g，六月雪 60g 灌肠。

二为少阴寒化，寒湿内蕴。面色暗滞，畏寒肢冷，下肢欠温，大便溏稀，全身浮肿，脉沉细。选用麻黄汤合真武汤加味。

三为少阴精亏，寒化证。全身浮肿，腰以下肿为甚，畏寒肢冷，腹胀便溏，脉沉细。选用金匮肾气丸加人参，黄芪，白术。

四为厥阴热化，血热风燥。神昏谵语，循衣摸床，抽搐，舌红苔黄，脉弦细数。选用清营汤合犀角地黄汤。

3. 学生提问：老师，中医重在传承与创新，您能向我们分享一下肾衰竭的治疗思路吗？

徐师答疑：1990 年我随国医大师朱良春学习，亲眼所见朱老用一年半的时间给血肌酐 839μmol/L 的肾功能衰竭患者治疗，至肌酐数值正常，让我十分震撼。

朱老治疗肾功能衰竭有很多经验。

多年来我学习并继承朱老的经验，在临床中应用具有一定的疗效，总结治疗本病应注意以下四点。

第一，临证时首先辨其虚实，推究病机。临床中余常常通过脉诊来判断肌酐的高低。一般来说两尺沉弱者，肌酐指标正常，可伴有蛋白尿；若见一侧尺脉弦紧，代表轻度肾功能损失，尺脉见弦硬紧，代表肾功能中度损害，若两尺脉见弦硬紧，代表肾功能重度损害。弦硬脉一般理解为肾动脉硬化，瘀血与痰互结。

第二，疾病进一步发展，久治不愈，虚证多，但本虚标实多见，在此阶段的虚重于实，实是由虚所致。从患者面色所见，面部黧黑，舌淡胖有齿痕，此以肾阳虚衰为本，而瘀血、湿浊为标；口干、口苦，大便干结乃湿浊郁而化热；阴阳气血达到极端虚惫状态，又呈湿浊壅阻、邪毒内盛等中毒症状；终因久病入络，气滞血瘀而呈正气亏损、本虚标实之象。此病当先祛邪，待病势缓和，正虚显露，则以扶正为主。治疗之法，宜攻补兼施，用药之机，当开阖相济。治本必须把握"肾主水液"这一关键，从恢复肾功能着手，补益肾气，调摄阴阳，以复藏精泻浊之功，辅以健脾和胃，培补中宫以滋化源。还可配合中药灌肠疗法以导滞解毒，用大黄30g，牡蛎30g，附子15g，白花蛇舌草30g，浓煎成汤液200mL，高位保留灌肠。

第三，因久病伤肾，久病伤精，病变从肾气伤及肾阳，继之伤及肾阴，最后伤及肾精，故后期宜填补肾精以复气化。而对于少阴寒化之水肿而言，仍以调补脾肾为主，使之补肾则开阖有度，补脾则资后天生化之源，温补脾肾则水肿自消，毒祛瘀除则疾病痊愈。

第四，治疗当及时，坚持不懈，从量变到质变。本病一旦发展成肾功能不全，在治疗上可以采取中西医结合治疗的方式。可以中医治疗为主，西医适时加入以度过危险期，后期仍需坚持服药数月，方可有满意疗效。

第五，使用专病专药，朱老善使用附子、黄芪、淫羊藿等药治疗此病。若患者有外感加银翘、漏芦、菝葜；慢性肾功能衰竭肌酐升高时加皂角；有血尿加琥珀、白茅根；高血压加水蛭、地龙、桑寄生；有蛋白尿用石苇、槐米、土茯苓、菝葜。

4.学生提问：老师，您在诊治此病时重点关注到了患者的大便情况，请您详细讲一讲。

徐师答疑：《黄帝内经》云："开鬼门，洁净府，去菀陈莝。"这是治病三法则。其中，"去菀陈莝"是通过大便把毒素排出体外，急则治其标，所以用大黄可以迅速通便。肾功能不全患者的大便可以有两种表现形式，一种是干结，另一种是便黏，这两种情况下皆可以重用生大黄。对于便稀的患者，可以用制大黄或大黄炭来代替生大黄。

《神农本草经》载大黄"味苦，寒。主下瘀血，血闭，寒热，破癥瘕积聚，留饮，宿食，荡涤肠胃，推陈致新，通利水谷，调中化食，安和五脏"。这里我们主要取大黄两个功效，一是推陈出新，荡涤肠胃；二是下瘀血。但大黄毕竟属于苦寒之品，久用容易败胃，导致中气下陷。在治疗肾功能不全时，大黄一方面可以与附子、干姜配伍，另一方面也可与党参、黄芪、白术等配伍。

肾功能衰竭期，肾脏由功能性改变发展到器质性病变。从中医层面来讲，肾病由肾气损伤发展到肾阳虚，再到肾阴虚，每一步的发展最终都会导致肾精亏虚，精不能化气，水湿、痰饮、瘀血互结。所以在后期阶段，重用熟地黄填精化气是关键。另外，治疗下焦的病，当以大剂量药物直入下焦，正如"治下焦如权，非重不沉"之言。一般来说，大量熟地黄可用来填精。熟地黄与附子配伍可以蒸腾气化；熟地黄与大黄配伍，开阖相济，大黄泻其实，熟地黄补其虚，大黄走而不守，熟地黄守而不走，大黄得熟地黄则清泻逐瘀而不伤正，熟地黄得大黄则补而不腻滞，补中有通。

5. 学生提问：老师，您为什么要开两个处方？

徐师答疑：肾功能晚期，肾阳衰惫，湿热毒邪互结，攻补两难，仲景在少阴篇里面提出少阴三急下证治疗以大承气汤急下，仲景示人以法。在疑难病的治疗中，经常出现虚实夹杂，这时我们当分清虚重还是实重。实邪为急当先攻之，虚重时当填精化气，务必做到补虚而不留邪，攻下而不伤正，故常选两个方子来治疗疑难重症，一方攻邪为先，另一方补虚为主，可以达到虚实同治。